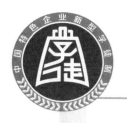

Zhongguo Tese Qiye Xinxing Xuetuzhi Peixun Jiaocai

中国特色企业新型学徒制培训教材

U0346917

职业健康与卫生

人力资源社会保障部教材办公室　　组织编写

中国特色企业新型学徒制培训教材编审委员会

主　任： 刘　康　张　斌　韩智力

副主任： 王晓君　葛　玮

委　员： 杨　奕　项声闻　赵　欢　张晓燕　郑丽媛　邓小龙

本书编审人员

主　编： 佟瑞鹏

副主编： 孙宁昊

参　编： 尘兴邦　姚健庭　雷达晨　袁嘉淙　王　彪　张东许

　　　　刘兰亭　李　铭

主　审： 臧俊娜

中国劳动社会保障出版社

内容简介

本书是中国特色企业新型学徒制培训教材通用素质课程教材中的一种，主要内容包括职业健康与卫生基础知识、粉尘危害及防护、化学毒物危害及防护、噪声与振动危害及防护、高低温危害及防护、放射性危害及防护、生物因素危害及防护、职业性肌肉骨骼损伤及防护、职业心理健康、职业病诊断与工伤认定。

本书适用于各类企业与职业院校、职业培训机构、企业培训中心等教育培训机构开展中国特色企业新型学徒制培训，也适用于企业岗位技能培训和就业技能培训。

图书在版编目（CIP）数据

职业健康与卫生 / 人力资源社会保障部教材办公室组织编写 . -- 北京：中国劳动社会保障出版社，2022

中国特色企业新型学徒制培训教材

ISBN 978-7-5167-5557-0

Ⅰ. ①职… Ⅱ. ①人… Ⅲ. ①劳动卫生 – 教材 Ⅳ. ①R13

中国版本图书馆 CIP 数据核字（2022）第 162938 号

中国劳动社会保障出版社出版发行

（北京市惠新东街 1 号 邮政编码：100029）

*

北京市白帆印务有限公司印刷装订 新华书店经销

787 毫米 ×1092 毫米 16 开本 11.5 印张 190 千字

2022 年 10 月第 1 版 2022 年 10 月第 1 次印刷

定价：33.00 元

营销中心电话：400-606-6496

出版社网址：http://www.class.com.cn

前　言

为贯彻《关于加强新时代高技能人才队伍建设的意见》文件精神，落实《关于全面推行中国特色企业新型学徒制　加强技能人才培养的指导意见》（人社部发〔2021〕39号）有关要求，适应规范化、标准化、制度化开展企业新型学徒制培训对教材的需求，建立完善适应新时代企业新型学徒制培训需求的高质量教学资源体系，人力资源社会保障部教材办公室组织有关行业、企业、院校和培训机构的专家编写了中国特色企业新型学徒制培训教材。

中国特色企业新型学徒制培训教材依据国家职业技能标准、职业培训课程规范等进行开发。以培养劳模精神、劳动精神、工匠精神为引领，主动对接学徒生产实际，强化职业道德、职业素养及职业能力培养，积极适应产业变革、技术变革、组织变革和企业技术创新等需求。以工作过程、学习行动、问题解决为导向，有机融合理论培训与实践培训内容，贴近学徒实际水平、贴近企业实际需要、贴近岗位工作现场。

中国特色企业新型学徒制培训教材包括通用素质课程教材和专业基础课程教材两类。其中，通用素质课程教材注重对学徒综合素质和可迁移技能的培养，促进其具备良好职业道德、职业素养及职业能力，能够安全胜任岗位工作；专业基础课程教材注重对学徒专业基础知识和基本技能的培养，促进其适应有关职业（工种）技能的学习。

首批开发的中国特色企业新型学徒制培训教材依据通用素质课程培训大纲、机械类专业基础课程培训大纲、电工电子类专业基础课程培训大纲、汽车类专业基础课程培训大纲编写，具体包括《劳模精神　劳动精神　工匠精神》等9种通用素质课程教材，以及机械类、电工电子类、汽车类等专业大类的10种专业基础课程教材。

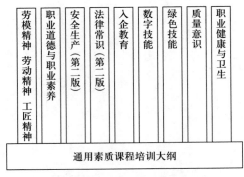

通用素质课程教材体系

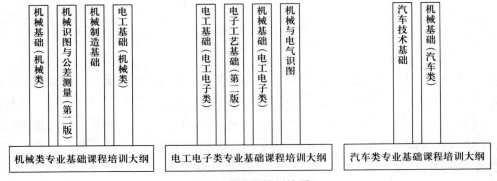

专业基础课程教材体系

　　本教材是开展中国特色企业新型学徒制培训的重要教学资源。主体读者对象为参加企业新型学徒制培训人员，也适用于企业岗位技能培训和就业技能培训人员。

　　本教材由佟瑞鹏担任主编、孙宁昊担任副主编并负责统稿。本教材第1章由尘兴邦编写，第2章由孙宁昊编写，第3章由姚健庭编写，第4章由雷达晨编写，第5章由袁嘉淙编写，第6章由王彪编写，第7章由张东许编写，第8章由姚健庭、刘兰亭共同编写，第9章由刘兰亭编写，第10章由李铭编写。本教材在开发过程中得到了北京、内蒙古、辽宁、浙江、山东、河南、广东、重庆、陕西等地人力资源社会保障厅（局）及相关企业、院校、培训机构的大力支持与协助，在此一并表示衷心的感谢。欢迎读者对完善本教材提出宝贵意见。

人力资源社会保障部教材办公室

目录

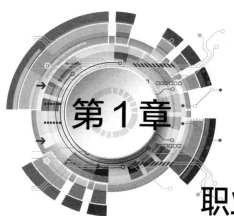

第1章
职业健康与卫生基础知识

1.1 职业健康与卫生概述

学习目标

1. 理解职业健康与卫生的概念及相关术语。

2. 了解职业健康与卫生的主要工作任务。

3. 能在工作中合理行使职业健康权利,履行职业健康义务。

一目了然

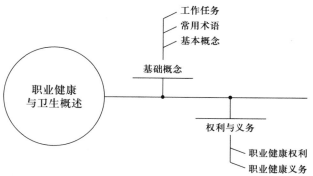

开卷有益

"崇尚职业健康,做好职业卫生,远离职业危害",是每一名新入职或转岗的员工

第1章 职业健康与卫生基础知识

应当切实牢记、时刻关注保障自身健康权利的职业箴言。

目前，各行各业快速发展，从业人员大量增加，传统的职业病如尘肺病和职业性化学中毒等，还没有得到很好的控制，新的职业危害却相继出现，极大地影响着各行业从业人员的职业健康。

职业健康与卫生旨在保护劳动者的健康，从业人员应该学习了解职业健康与卫生的相关基础知识，提高职业健康防护意识。

一、职业健康与卫生的概念

1. 基本概念

职业健康与卫生在我国曾被称为"工业卫生""劳动卫生""职业卫生""职业健康"等。根据国家有关标准的定义，"职业健康"是指以从业人员的健康在职业活动中免受有害因素侵害为目的的工作领域，以及在法律、技术、设备、组织制度和教育等方面所采取的相应措施。拓展开来，可以认为职业健康与卫生主要是研究劳动条件对从业者健康与卫生的影响，目的是创造适合人体生理和心理等方面要求的作业条件，研究如何使工作适合于人，又使每个人适合于自己的工作，使从业者在身体、精神、心理和社会福利等方面处于最佳状态。

资料卡片

国际劳工组织和世界卫生组织指出：职业健康与卫生旨在促进和维持所有从业人员在身体和精神幸福上的最高质量，防止发生由其工作环境所引起的各种有害于健康的情况；保护从业人员在就业期间免遭由不利于健康的因素所造成的伤害，使其置身于一个能适应其生理和心理特征的职业环境之中。总之，要使每个人都能适应于自己的工作。

2. 常用术语

职业健康与卫生常用到的术语见表1-1。

表1-1　职业健康与卫生常用术语

术语	含义
职业安全卫生	以保障从业人员在职业活动过程中的安全与健康为目的的工作领域，以及在法律、技术、设备、组织制度和教育等方面采取的相应措施

续表

术语	含义
职业安全	以防止从业人员在职业活动过程中发生各种伤亡事故为目的的工作领域，以及在法律、技术、设备、组织制度和教育等方面采取的相应措施
职业性危害因素	职业活动中产生的可直接危害劳动者身体健康的因素
防护措施	为避免从业人员在作业时身体的某部位误入危险区域或接触有害物质而采取的措施或手段
职业病防护设施	消除或降低工作场所职业病危害因素浓（强）度，减少职业病危害因素对劳动者健康的损害或影响的装置
劳动防护用品	为使从业人员在职业活动过程中免遭或减轻事故和职业病危害因素的伤害而提供的个人穿戴用品
职业病	企业、事业单位和个体经济组织等用人单位的劳动者在职业活动中，因接触粉尘、放射性物质和其他有毒、有害因素而引起的疾病
职业健康检查	一次性地应用医学方法对个体进行的健康检查，其目的是发现有无职业病危害因素引起的健康损害或职业禁忌证
职业禁忌证	不宜从事某种作业的疾病或解剖、生理等状态，即接触职业有害因素可能导致原有疾病病情加重、诱发潜在的疾病、对某种职业病危害因素易感、影响子代健康等
职业病诊断	根据劳动者职业病危害因素接触史及相关资料，依据职业病诊断标准进行综合分析，并作出健康损害和职业接触之间关系的临床推理判断过程
职业病诊断鉴定	对职业病诊断结果有争议时，由卫生健康部门组织对原诊断结论进行的进一步审核诊断

3. 主要工作任务

职业健康与卫生的主要工作任务有作业环境改善和个体健康保护两方面。

（1）作业环境改善。主要是指用人单位针对作业环境中存在的化学、物理、生物、心理等职业有害因素，通过建立管理制度、工作环境监测、改进操作规程等管理措施，并采用各种职业危害防治技术等技术措施，不断改善作业环境并降低作业人员接触职业有害因素的机会和暴露程度，进而保障作业人员的身心健康。

（2）个体健康保护。通过管理和技术措施，提升从业人员的职业健康防护意识，促进和维护所有从业人员的身体、精神、工作投入、社会适应的最好状态，保护从业人员免遭因职业有害因素带来的健康风险，预防因工作条件所致的健康问题，以不断提升从业人员的职业健康水平。

第1章　职业健康与卫生基础知识

二、从业人员的职业健康权利与义务

1. 从业人员的职业健康权利

根据《职业病防治法》和相关法律法规的规定，从业人员享有的职业健康保护权利有：

（1）获得职业健康教育、培训。

（2）获得职业健康检查、职业病诊疗、康复等职业病防治服务。

（3）了解工作场所产生或者可以产生的职业病危害因素、危害后果和应当采取的职业病防护措施。

（4）要求用人单位提供符合防治职业病要求的职业病防护设施和个人使用的职业病防护用品，改善工作条件。

（5）对违反职业病防治法律法规以及危及生命健康的行为提出批评、检举和控告。

（6）拒绝违章指挥和强令进行没有职业病防护措施的作业。

（7）参与用人单位职业健康工作的民主管理，对职业病防治工作提出意见和建议。

用人单位应当保障本单位劳动者行使上述权利。因从业人员依法行使正当权利而降低其工资、福利等待遇，或者解除、终止与其订立的劳动合同的行为无效。

2. 从业人员的职业健康义务

根据《职业病防治法》和相关法律法规的规定，从业人员在职业病防治中应当履行的义务有：

（1）认真接受用人单位的职业健康教育、培训，努力学习和掌握必要的职业健康知识。

（2）遵守职业健康法律法规、制度和操作规程。

（3）正确使用与维护职业病危害防护设备及个体防护用品。

（4）及时报告事故隐患。

（5）积极配合上岗前、在岗期间和离岗时的职业健康检查。

（6）如实提供职业病诊断、鉴定所需的有关资料等。

资料卡片

《职业病防治法》是我国预防、控制和消除职业病危害，防治职业病，保护劳动者健康及其权益的一部专门法律，是职业健康与卫生领域的一部基本法。《职业病防治法》共7章88条，分别为总则、前期预防、劳动过程中的防护与管理、职业病诊断与职业病病人保障、监督检查、法律责任、附则。

即学即用

1. 请结合工作环境，谈一谈对职业健康与卫生的理解。

2. 在平时的工作中，经常用到的职业健康与卫生术语有哪些？

3. 请简要描述你的职业健康权利与义务。

1.2 职业病概述

学习目标

1. 理解职业病及法定职业病的定义。

2. 理解职业病的特点、分类及预防。

3. 理解职业病危害因素的来源，并掌握职业病危害因素识别方法。

一目了然

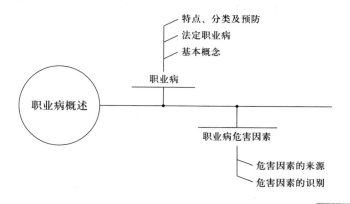

第1章 职业健康与卫生基础知识

开卷有益

人的一生有大部分时间是在工作中度过的，在一定的时间内，接触工作中超过人体一定强度或超过规定容许浓度的职业危害因素，容易患上职业病，严重影响其生命健康和生活质量。

顾名思义，职业病就是与职业相关的疾病，但并不是所有与职业相关的疾病都可以被确定为职业病。因此，用人单位和从业人员有必要了解职业病的概念、特点和分类，进而可以更好地防护职业病。了解职业病危害因素的来源，学习职业病危害因素的识别方法，也有助于做好个体职业病防护。

"防治职业病，职业要健康"，为了自身的职业健康，请跟随接下来的内容一起认识职业病及职业病危害因素。

一、职业病的概念

1. 职业病的定义

通俗地讲，职业病其实就是由于职业的某些原因引发的疾病。当职业病危害因素作用于人体的强度、浓度与时间超过一定限度时，就会造成功能性或器质性病变，从而引发相应的临床症状，影响劳动能力，产生职业性相关疾病。《职业病防治法》对职业病作出了明确定义：职业病是指企、事业单位和个体经济组织等用人单位的劳动者在职业活动中，因接触粉尘、放射性物质和其他有毒、有害因素而引起的疾病。

2. 法定职业病的条件

一般来讲，职业病是一种人为的疾病，其发生率或患病率的高低，直接反映疾病预防控制工作的水平。世界卫生组织对职业病的定义，除医学层面的含义外，还赋予了立法意义，即由国家规定的"法定职业病"。我国职业病的法定条件如图1-1所示。

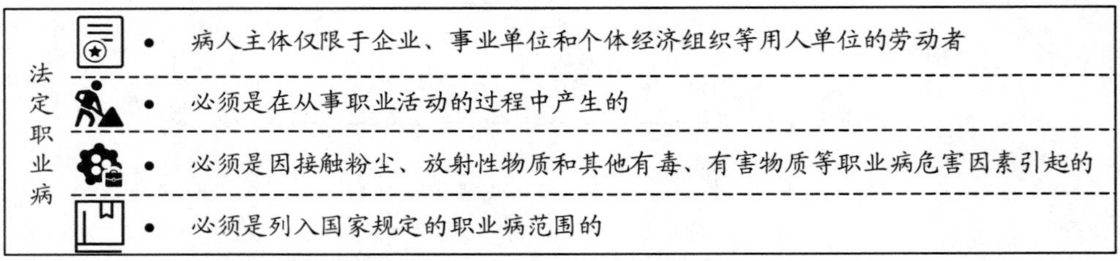

法定职业病
- 病人主体仅限于企业、事业单位和个体经济组织等用人单位的劳动者
- 必须是在从事职业活动的过程中产生的
- 必须是因接触粉尘、放射性物质和其他有毒、有害物质等职业病危害因素引起的
- 必须是列入国家规定的职业病范围的

图1-1　我国职业病的法定条件

资料卡片

依据《职业病防治法》，职业病的分类和目录由国务院卫生行政部门与国务院劳动保障行政部门共同制定、调整并公布。现行的《职业病分类和目录》中规定的职业病共分为 10 大类 132 种。

《工伤保险条例》第十四条第四款规定，患职业病的应当被认定为工伤。患职业病的工伤职工，在治疗和休息期间及在鉴定伤残等级或治疗无效死亡时，均应按有关规定给予相应工伤保险待遇。

二、职业病的特点、分类及预防

1. 职业病的特点

职业病的特点见表 1–2。

表 1-2　职业病的特点

特点	具体描述
病因明确	职业病是劳动者在职业活动中直接或间接、个别或共同，长期受到职业病危害因素的损害而引发的病症
疾病发生与劳动条件密切相关	职业病的发生与生产环境中有害因素的种类、作用时间、劳动强度及个人防护等因素密切相关
与接触危害因素的时间、浓度或强度有关	职业病危害因素大多是可以检测的，而且劳动者接触的时间、浓度或强度需要达到一定的程度才能致病
某些职业病有缓发性	某些职业病不同于突发性事故或疾病，需经过较长的形成期或潜伏期后才能显现症状，属于缓发性伤残
群体性	某些职业病具有群体性发病特征，在接触同样有害因素的职业人群中，多是同时或先后出现一批相同的职业病病人，很少出现仅有个别发病的情况
某些职业病有潜在损伤性	某些职业病多表现为体内器官或生理功能的损伤，只见"病症"、不见"伤口"，对人体造成潜在的损伤
可治疗性	大多数职业病如能早期诊断、及时治疗、妥善处理，则预后较好。但有的职业病，如尘肺病、金属及其化合物粉尘沉着病等，属于不可逆性损伤，很少可以痊愈
可预防性	职业病是完全可以预防的。发现病因、改善劳动条件、控制职业病危害因素，即可减少职业病的发生

第 1 章　职业健康与卫生基础知识

续表

特点	具体描述
个体差异性	在同一生产环境中从事同一工种的不同个体,发生职业性损伤的概率和程度也有差别
范围日趋扩大	随着经济社会的发展,越来越多新的职业性疾病将被发现,所以职业病分类和目录将会不断更新调整

2. 职业病的分类

随着经济的发展和科技的进步,各种新材料、新工艺、新技术的不断出现,职业病危害因素的种类越来越多,从而导致职业病的范围越来越广。《职业病分类和目录》将职业病分为10大类132种,见表1-3。

表1-3　职业病分类

职业病分类	主要种类
职业性尘肺病及其他呼吸系统疾病	共19种。包括13种尘肺病,如矽肺、煤工尘肺、石墨尘肺、云母尘肺等;6种其他呼吸疾病,如过敏性肺炎、棉尘病、哮喘等
职业性皮肤病	主要有接触性皮炎、光接触性皮炎、电光性皮炎、黑变病等9种
职业性眼病	化学性眼部灼伤、电光性眼炎、白内障(含放射性白内障、三硝基甲苯白内障)3种
职业性耳鼻喉口腔疾病	噪声聋、铬鼻病、牙酸蚀病和爆震聋4种
职业性化学中毒	共60种。如铅及其化合物中毒(不包括四乙基铅),汞及其化合物中毒,锰及其化合物中毒,镉及其化合物中毒等
物理因素所致职业病	包括中暑、手臂振动病、冻伤等7种
职业性放射性疾病	包括外照射急性放射病、外照射亚急性放射病、外照射慢性放射病、内照射放射病等11种
职业性传染病	炭疽、森林脑炎、布鲁氏菌病、艾滋病(限于医疗卫生人员及人民警察)和莱姆病5种
职业性肿瘤	包括石棉所致肺癌、间皮瘤,联苯胺所致膀胱癌,苯所致白血病等11种
其他职业病	金属烟热,滑囊炎(限于井下工人),股静脉血栓综合征、股动脉闭塞症或淋巴管闭塞症(限于刮研作业人员)

学无止境

工作相关疾病是指工作环境中存在的各种因素，直接或间接地作用于从业人员，而引起的一类多因素、非特异性的疾病。从广义的层面来说，职业病也属于工作相关疾病。工作相关疾病具有 3 层含义：

1. 职业因素是该病发生和发展的诸多因素之一，但一般不是直接病因。

2. 职业因素会影响作业人员的健康，促使潜在的疾病显露或加重已有疾病的病情。

3. 通过改善工作条件，可使所患疾病得到控制或缓解。

常见的工作相关疾病有：心理精神障碍性疾病，如疑病症、神经官能症等；与工作有关的心血管系统疾病，如高血压等；与工作有关的溃疡病、肌肉骨骼损伤，如腰背痛、肩颈腕损伤等；与工作有关的传染病，如病毒性肝炎、结核病和真菌感染等。

因工作相关疾病是多因素交互作用的结果，病因不明确，故其不能完全确定为职业病。预防工作必须采取多学科的综合措施，依靠各方面有关人员的共同参与，尤其是职业卫生、各级医疗、卫生防疫和工厂保健人员等，应认识到工作相关疾病防治工作的重要性。

3. 职业病的预防

职业病按照如图 1-2 所示的三级预防原则开展预防工作。

（1）一级预防。又称病因预防，是从根本上杜绝职业病危害因素对人的作用，即改进生产工艺和生产设备，合理利用防护设施及劳动防护用品，以减少作业人员接触职业病危害因素的机会和程度。

（2）二级预防。又称发病预防，即提前检测和发现人体受到职业病危害因素所致的疾病。其主要手段是定期进行环境中职业病危害因素的监测和对接触者的定期体格检查，评价工作场所的职业危害程度，控制职业危害，加强有害因素的防护，使工作场

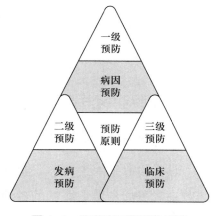

图 1-2 职业病三级预防原则

第 1 章 职业健康与卫生基础知识

所职业病危害因素的浓（强）度符合国家职业卫生标准。

（3）三级预防。又称临床预防，指在从业人员患职业病以后，对其进行合理的康复处理，包括对职业病病人的保障、对疑似职业病病人进行诊断等。保障职业病病人享受职业病待遇，安排职业病病人进行治疗、康复和定期检查；对不适宜继续从事原工作的职业病病人，应当调离原岗位并妥善安置。

资料卡片

《职业病防治法》规定，存在职业危害的用人单位应当建立健全下列职业危害防治制度和操作规程：

1. 职业危害防治责任制度。

2. 职业危害告知制度。

3. 职业危害申报制度。

4. 职业健康宣传教育培训制度。

5. 职业危害防护设施维护检修制度。

6. 劳动防护用品管理制度。

7. 职业危害日常监测管理制度。

8. 劳动者职业健康监护档案管理制度。

9. 岗位职业健康操作规程。

10. 法律、法规、规章规定的其他职业危害防治制度。

三、职业病危害因素及其识别

1. 职业病危害因素的来源

职业病危害因素又称职业危害因素或职业性有害因素，是指对从事职业活动的劳动者可能导致职业病的各种危害，主要包括职业活动中存在的各种有害的化学、物理、生物因素以及在作业过程中产生的其他职业有害因素。

职业病危害因素的来源主要包括生产工艺过程、劳动过程、生产环境三个方面。

（1）生产工艺过程。主要包括与生产技术、机器设备、使用材料和工艺流程相关的化学因素、物理因素以及生物因素。

（2）劳动过程。主要包括劳动组织和劳动制度不合理、劳动强度过大、精神或心理过度紧张、劳动时个别器官或系统过度紧张、长时间不良体位、劳动工具不合理等。此外，还多与个体不良的生活和作业习惯有关，如过度饮酒、缺乏锻炼，长时间的单调作业、夜班作业等，都会对机体造成不良影响。

（3）生产环境。主要包括自然环境因素、厂房建筑或布局不合理、来自其他生产过程的有害因素造成的作业环境污染。

资料卡片

《职业病危害因素分类》将职业病危害因素分为 6 大类，包括粉尘类（矽尘等共 52 种）、化学因素类（铅及其化合物等共 375 种）、物理因素类（噪声等共 15 种）、放射性因素类（密封放射源产生的电离辐射等共 8 种）、生物因素类（艾滋病病毒等共 6 种）、其他因素类（金属烟、井下不良作业条件、刮研作业共 3 种）。

2. 职业病危害因素的识别

职业病危害因素识别是评价工作场所职业病危害程度，以及其他评价内容的重要基础。职业病危害因素识别的方法主要有以下 4 种：

（1）根据使用的物品（如原辅材料、成品、半成品等）进行识别。原辅材料是工作场所中产生职业病危害因素的最主要原因之一，通过调查原辅材料的种类与数量、形态、理化特性、杂质、产地、毒性资料与质检报告资料等信息，识别分析可能存在的职业病危害因素。

（2）根据生产机器设备和生产工艺流程中产生的有害成分进行识别。在生产过程中会产生各种各样的职业病危害因素，如噪声、粉尘、化学毒物等。通过对生产过程的分析，掌握并了解在生产过程中产生的副产品及其他有毒有害物质的种类数量，识别和分析可能产生的职业病危害因素。

（3）查阅文献资料、类比同行业进行识别。可以通过查阅文献资料，了解原、辅材料或生产工艺过程等可能产生的职业病危害因素，或者咨询、借鉴同类行业

第 1 章 职业健康与卫生基础知识

职业病危害因素识别结果，结合实际生产情况，确定产生的职业病危害因素。

（4）委托职业卫生技术服务机构对工作场所职业病危害因素进行检测识别。用人单位可以委托具有相关资质的职业卫生技术服务机构，对生产过程中产生的职业病危害因素进行识别和分析。

学无止境

职业禁忌：是指劳动者从事特定职业或者接触特定职业病危害因素时，比一般职业人群更易于遭受职业危害损伤和罹患职业病，或者可能导致原有自身疾病的病情加重，或者在从事作业过程中诱发可能导致对他人生命健康构成危险的疾病的个人特殊生理或者病理状态。

个体防护注意事项：在考虑使用个体劳动防护用品之前，必须首先仔细考虑其他可能的控制措施。因为在常规的接触控制中，个体防护是最令人不舒适、不方便的一种方式，尤其是针对气体污染物的防护。

即学即用

1. 请结合工作实际谈谈你所理解的法定职业病。

2. 在你的工作环境中，经常接触的职业病危害因素有哪些？

3. 根据《职业病分类和目录》，你的工作可能造成的职业病有哪些？

4. 在你的工作环境中，如何识别职业病危害因素？

1.3 职业健康与卫生管理

学习目标

1. 了解职业健康与卫生的法律法规体系及监督管理体制。

2. 掌握职业病危害因素监测、检测、评价和控制的方法。

3. 理解职业健康监护工作的目的、原则及内容。

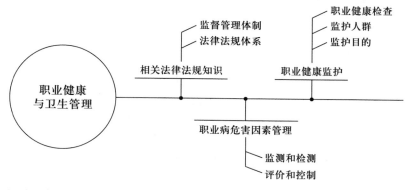

一目了然

开卷有益

"坚持预防为主，防治结合；坚持突出重点，精准防控；坚持改革创新，综合施策；坚持依法防治，落实责任。"加强职业健康与卫生管理，提高劳动者健康水平。结合依法治国的治理理念，不断完善职业健康与卫生法治体系、规范监督管理、强化法制建设，引领职业健康与卫生管理良性发展。在法律法规的要求下，加强对职业病危害因素的监测、检测和评价，以及对劳动者的职业健康监护工作，是提高职业健康与卫生管理的必要手段。

学习了解职业健康与卫生管理的法律法规相关知识，以及职业病危害因素管理和职业健康监护工作的相关内容，有助于从业人员加强对职业健康与卫生工作及其重要性的认识，进而采取合理的行动维护职业健康权利，保护自身健康。

一、职业健康与卫生相关法律法规知识

1. 职业健康与卫生法律法规体系

法律法规体系的建设完善是职业健康与卫生工作的重点。我国已初步形成了具有中国特色并与国际接轨的，符合依法治国和社会主义现代化强国建设的职业健康法律法规和相关标准体系，具有如图 1-3 所示的 5 个层次。

（1）宪法。《中华人民共和国宪法》是我国的根本法，具有最高的法律效力，一切法律、行政法规、地方性法规、部门规章都不得同宪法相抵触。宪法中的第四十二条至第四十五条就公民劳动保护、休息、退休、物质保障作出了法律规定，公民有权利享受劳动所需要的社会保险、社会救济和医疗卫生事业。

第1章 职业健康与卫生基础知识

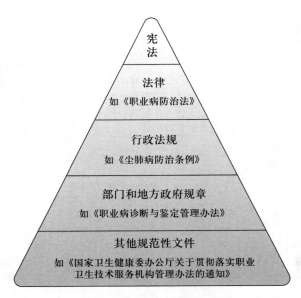

图 1-3　职业健康与卫生法律法规体系

（2）法律。法律是由全国人民代表大会及其常务委员会制定的，如《劳动法》《职业病防治法》《安全生产法》等。

（3）行政法规。行政法规是由国务院根据宪法和法律制定的，如《使用有毒物品作业场所劳动保护条例》《尘肺病防治条例》等。

（4）部门和地方政府规章。由国务院各组成部门和具有行政管理职能的国务院直属机构，省、自治区、直辖市和较大的市人民政府制定，如《职业病诊断与鉴定管理办法》《职业健康检查管理办法》等。

（5）其他规范性文件。通常是由国务院或职业健康和卫生主管部门以"通知"等形式下发的某项职业健康与卫生工作的规范性文件，如《国家卫生健康委办公厅关于贯彻落实职业卫生技术服务机构管理办法的通知》等。

2. 职业健康与卫生监管体制

目前，我国的职业健康与卫生监管工作由国务院卫生健康部门，即国家卫生健康委员会（以下简称"国家卫健委"）统筹负责。国家卫健委负责全国范围内的职业健康与卫生监督管理工作，下设职业健康司，主要职责包括：拟定职业卫生、放射卫生的相关政策、标准并组织实施；开展重点职业病监测、专项调查、职业健康风险评估和职业人群健康管理工作；协调开展职业病防治工作。

对于县级以上行政区域的职业健康与卫生监管工作，由该区域人民政府卫生健康主管部门负责，结合职业病防治工作实际需要，充分利用现有资源，统一规划、合理布局；加强职业健康与卫生检查机构能力建设，并提供必要的保障条件。

二、职业病危害因素管理

1. 职业病危害因素监测

职业病危害因素监测是指利用采样和检验设备，依据国家职业卫生相关要求，在作业现场采集样品后测定分析或直接测量，对照国家职业病危害因素接触限值有关标准的要求，评价工作场所中存在的职业病危害因素的浓（强）度。

职业病危害因素监测的目的是，了解和掌握工作场所中粉尘、毒物、噪声、高温等职业病危害因素的性质、浓（强）度、分布以及职业病防护设施的运行情况，及时发现职业病危害，同时对工作场所进行分类管理，为职业病危害治理、职业病诊断鉴定提供依据。

2. 职业病危害因素检测

职业病危害因素检测工作的主要内容见表1-4。

表1-4 职业病危害因素检测

检测工作	工作内容
工作场所职业健康调查	主要检测生产原料和产品的主要成分及其理化性质、生产工艺和方式、劳动组织及岗位定员、作业人员的工作状况等内容
职业病危害因素的辨识	按照《职业病危害因素分类目录》，辨识各岗位接触的职业病危害因素
制定现场采样方案	按照相关规范和标准要求，确定采样天数、方法、地点、对象和数量，确定现场采样方案或计划
职业病危害因素采样	根据作业人员现场工作情况和采样方案，按照相关规范要求进行采样，采样时应做好相关记录
职业病危害因素测定	按照相关标准定量分析测定职业病危害因素
各工种接触职业病危害浓（强）度计算	分别按照相关规范或标准中的计算方法计算各工种职业病危害浓（强）度
编制检测报告	根据计算结果，分析接触职业病危害因素超标原因，提出整改措施建议，编制检测报告

3. 职业病危害现状评价

职业病危害现状评价是指对用人单位工作场所职业病危害因素及其接触水平、

第1章 职业健康与卫生基础知识

中国特色企业新型学徒制培训教材

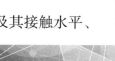

职业病防护设施，以及其他职业病防护措施与效果、职业病危害因素对劳动者的健康影响情况等进行的综合评价。主要工作内容见表1–5。

表1–5　职业病危害现状评价

评价工作	工作内容
用人单位概况	略
总体布局	如厂址、厂区的功能分区、生产工艺分布等
职业病危害因素的调查、检测与评价	阐明职业病危害因素的特性、可引起的职业病等，并给出接触情况、排放浓度等资料
职业病危害防护设施的调查与评价	包括防护设施设置数量及运行情况，使用和维护保养情况，以及防护设施参数检测和分析评价
职业卫生现场管理调查与评价	包括个人使用的职业病防护用品调查与评价、现场应急救援设施调查与评价等
职业健康监护情况分析与评价	包括职业健康监护管理情况、职业健康检查结果分析、职业卫生管理情况调查与评价等
建议	从组织管理等方面，提出职业病危害控制措施的建议

资料卡片

《职业病防治法》明确规定，用人单位应当实施由专人负责的职业病危害因素日常监测，并确保监测系统处于正常运行状态。用人单位应当按照国务院卫生行政部门的规定，定期对工作场所进行职业病危害因素检测、评价。检测、评价结果存入用人单位职业卫生档案，定期向所在地卫生行政部门报告并向劳动者公布。

存在职业病危害的用人单位，应委托具有相应资质的职业卫生技术服务机构，每年至少进行1次职业病危害因素检测。职业病危害严重的单位，除遵守上述规定外，还应委托具有相应资质的职业卫生技术服务机构，每3年至少进行1次职业病危害现状评价。

4. 职业病危害控制

职业病危害控制是职业健康与卫生工作的重中之重，只有控制好职业病危害因素，才能防止职业病危害的发生。职业病危害的控制措施一般包括：

（1）工程措施。采取工程技术的手段消除或减少污染物质的使用，降低职业有害因素浓（强）度。

（2）管理措施。如通过改变劳动者在接触有害因素的场所工作的时间、工作方式等手段，降低劳动者接触职业有害因素的程度。

（3）个体防护措施。通过提供适当的个体防护用品，降低劳动者接触职业有害因素的浓（强）度。

三、职业健康监护的工作要求

1. 职业健康监护的目的

职业健康监护是根据劳动者的职业接触史，通过定期或不定期的医学健康检查和健康相关资料的收集，连续性地监测劳动者的健康状况，分析劳动者健康变化与所接触职业病危害因素的关系，及时将健康检查和资料分析结果报告给用人单位和劳动者本人，以便采取预防和干预措施，保护劳动者健康。

职业健康监护的主要内容包括职业健康检查和职业健康监护档案管理等，主要工作目的有：

（1）早期发现职业病、职业健康损害和职业禁忌证。

（2）跟踪观察职业病及职业健康损害的发生发展规律及分布情况。

（3）评价职业健康损害与作业环境中职业病危害因素的关系及危害程度。

（4）识别新的职业病危害因素和高危人群。

（5）根据职业健康检查结果采取预防和干预措施，包括改善作业条件，以及对职业病患者、疑似职业病和有职业禁忌证人员的处置。

（6）评价预防和干预措施的效果。

（7）为制定或修订职业卫生政策和职业病防治对策服务。

2. 监护人群的界定原则

需要开展职业健康监护的职业人群的界定原则如图1-4所示。

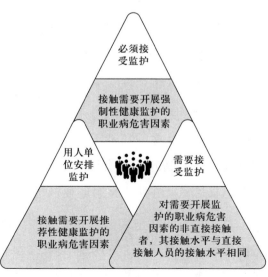

图1-4 职业健康监护人群的界定原则

第1章 职业健康与卫生基础知识

根据不同职业病危害因素暴露和发病的特点，以及剂量—效应关系，确定暴露人群或个体需要接受职业健康监护的最低暴露水平，其主要依据是工作场所有害因素的浓（强）度，以及个体累计暴露的时间。离岗后职业健康监护的随访时间，主要根据个体累积暴露量和职业病危害因素所致健康损害的流行病学和临床特点决定。

学无止境

需要开展职业健康监护的职业病危害因素有：

1.已列入《职业病危害因素分类目录》，有确定的毒性作用，并能引起慢性职业病或慢性健康损害；或有确定的致癌性，在暴露人群中引起的职业性癌症有一定的发病率；或者对人的危害作用尚不能确定，但有动物试验或流行病调查的证据，借助可靠技术可以进一步明确其危害，且这些危害因素有一定数量的暴露人群，执行强制性监护。

2.已列入《职业病危害因素分类目录》，对人健康损害只有急性毒性作用，但有明确的职业禁忌证，上岗前执行强制性健康监护，在岗期间执行推荐性监护。

3.《职业病危害因素分类目录》以外的危害因素，需通过专家评估后确定是否进行职业健康监护。

3.职业健康检查

《职业病防治法》明确规定，对从事接触职业病危害因素作业的劳动者，用人单位应当按照国务院卫生行政部门的规定，组织上岗前、在岗期间和离岗时的职业健康检查，并将检查结果以书面形式告知劳动者。

（1）上岗前健康检查。上岗前健康检查为强制性检查，是指对拟从事接触职业病危害因素作业的新录用人员（包括转岗人员），以及拟从事有特殊健康要求的作业人员，在其开始从事接触职业病危害因素作业之前实施职业健康检查，发现有无职业禁忌证并建立接触职业病危害因素人员的基础健康档案。

（2）在岗期间定期健康检查。在岗期间定期健康检查，是指对长期接触需要监护的职业病危害因素的从业人员，在其在岗期间定期实施职业健康检查，包括强制性检查和推荐性检查。定期健康检查的周期根据不同职业病危害因素的性质、工作场所职业病危害因素的浓（强）度、目标疾病的潜伏期和防护措施状况等因素决定。

（3）离岗时健康检查。离岗时健康检查是指劳动者在准备调离或脱离所从事的职业病危害的作业或岗位前，对其进行全面的健康检查。检查的内容与项目是依据劳动者从事的岗位存在的职业病危害因素情况，而有针对性地选择的一些较为敏感的指标。其目的是确定劳动者在停止接触职业病危害因素时的健康状况。

资料卡片

《职业病防治法》规定，用人单位不得安排未经上岗前职业健康检查的劳动者从事接触职业病危害的作业；不得安排有职业禁忌的劳动者从事其所禁忌的作业；对在职业健康检查中发现有与所从事的职业相关的健康损害的劳动者，应当调离原工作岗位，并妥善安置；对未进行离岗前职业健康检查的劳动者，不得解除或者终止与其订立的劳动合同。

《用人单位职业健康监护监督管理办法》规定，用人单位应根据劳动者所接触的职业病危害因素，定期安排劳动者进行在岗期间的职业健康检查。对准备脱离所从事的职业病危害作业或者岗位的劳动者，用人单位应当在劳动者离岗前 30 日内组织劳动者进行离岗时的职业健康检查。劳动者离岗前 90 日内的在岗期间的职业健康检查可以视为离岗时的职业健康检查。

即学即用

1. 请简要描述职业健康与卫生的法律法规体系和监管体制。

2. 在你的工作环境中，如何对职业病危害因素进行监测？

3. 结合前文内容，试分析你在工作中是否需要进行职业健康监护。

4. 在你的工作中，你接受安排的职业健康检查有哪些？

第 1 章　职业健康与卫生基础知识

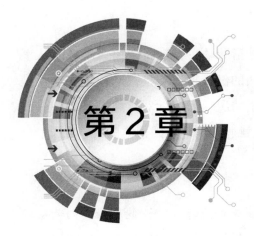

第2章

粉尘危害及防护

2.1　粉尘危害识别

学习目标

1. 理解生产性粉尘的概念。

2. 掌握生产性粉尘的分类及造成的危害。

3. 了解尘肺病及其症状。

一目了然

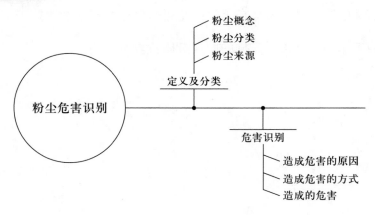

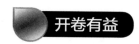
开卷有益

"贾谷山采石人，石末伤肺，肺焦多死"，北宋孔平仲在《谈苑》中指出了尘肺病的病因及其对人机体的危害，以此告诫人们粉尘的危害。

提到粉尘，最先想到的就是尘肺病。据统计，我国报告的职业性尘肺病占到职业病报告总数的 85% 左右，尘肺病依然是最严重的职业病。导致尘肺病的主要原因是粉尘对人体的危害，因此加强粉尘防治仍然是一项十分重要的工作。

对于接触粉尘的从业人员来说，学习了解粉尘及其危害的相关知识，能有效帮助其在工作中识别粉尘及可能造成的危害，进而可采取合理的防护措施，保护自身健康。

一、生产性粉尘及其分类

1. 生产性粉尘

粉尘指悬浮在空气中的固体微粒，可在自然环境中天然生成，或在生产和生活中由于人为原因而生成。比如我们在生活中常说的灰尘、尘埃、烟尘、矿尘、矽尘、粉末等，都属于粉尘的范畴。还有最经常听到的 PM2.5 细颗粒物，作为一种烟尘广泛存在于大气中，严重危害大气环境，导致全球气温变暖。

在生产过程中产生的粉尘被称为生产性粉尘，能长时间飘浮在空气中。由于长期存在于生产环境中，生产性粉尘不仅污染环境，还严重影响作业人员的身体健康，会对其机体造成多种器质性损伤，以呼吸系统损害最为明显和严重。本教材所提及的粉尘均为生产性粉尘。

2. 粉尘的分类

不同的粉尘颗粒物会引起不同的身体损害，正确识别粉尘的类别，有助于采取正确的防治措施预防粉尘危害。粉尘分类见表 2-1。

表 2-1　粉尘分类

分类依据	粉尘类别		
粉尘的性质	无机粉尘	金属矿物粉尘	如铅、锌、铝、铁等金属及其化合物粉尘
		非金属矿物粉尘	如石英、石棉、滑石、煤等粉尘
		人工合成无机粉尘	如水泥、玻璃纤维、金刚砂等粉尘

第 2 章　粉尘危害及防护

续表

分类依据	粉尘类别		
粉尘的性质	有机粉尘	植物性粉尘	如木尘及烟草、棉、麻等粉尘
		动物性粉尘	如畜毛、羽毛等粉尘
		人工有机粉尘	如树脂、合成纤维、合成橡胶等粉尘
	混合性粉尘	两种或多种粉尘的混合物	
粉尘产生的生产工序	一次性粉尘	由粉尘源直接排出的粉尘	
	二次性粉尘	经一次收集未能全部排除而散发的粉尘	
粉尘的物理性质	吸湿性粉尘和非吸湿性粉尘，可燃粉尘和不燃粉尘，爆炸性粉尘和非爆炸性粉尘，可溶性粉尘和不溶性粉尘		
粉尘的危害	矽尘、石棉尘、放射性粉尘、有毒粉尘、一般无毒粉尘		

资料卡片

《职业病危害因素分类目录》中对会造成职业病的粉尘危害因素进行了分类，共计 52 类，可通过查询该《目录》了解岗位上接触的粉尘种类是否有致病风险。

学无止境

粉尘还可根据其粒径（粒子大小）进行分类，如图 2-1 所示。粒径在 15 μm 以上的粉尘为粗颗粒，5 ~ 15 μm 的粉尘为可吸入粉尘，0.1 ~ 5 μm 的粉尘为呼吸性粉尘（简称"呼尘"），0.1 μm 以下的粉尘为超细粉尘。

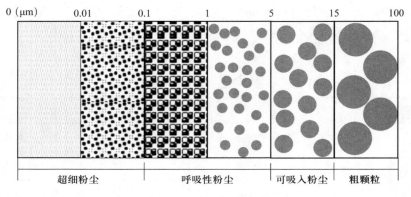

图 2-1　粉尘粒径分布

3. 粉尘的来源

（1）粉尘产生的主要过程。

1）生产过程中固体物质的机械性破碎、研磨会产生粉尘，如煤的粉碎。

2）金属冶炼或者物体加热产生的固体物质升华或者蒸气，并在空气中形成微小尘粒，如焦炉装煤或推焦的过程。

3）有机物质燃烧或不完全燃烧时，排放物中含有大量微小的尘粒和烟雾，如煤的自燃或因氧气不足不充分燃烧，烟气排出物中含有多种形式的尘粒。

4）粉状物料的混合、转运、筛分、包装、卸料等生产过程中，有大量尘粒从设备缝隙中逸出。

（2）接触粉尘的主要行业。包括矿山开采、建材制造、建筑、冶金、机械制造、纺织、皮毛制造、农业及农产品加工等。

（3）接触粉尘的主要岗位。包括凿岩、爆破、采矿、运输、装卸、原材料准备、粉碎、筛分、配料、切割、打磨以及焊接等。

二、常见粉尘危害的识别

1. 粉尘造成危害的原因

粉尘造成的危害主要与其特性、浓（强）度、接触时间、个体易感性等相关。

（1）粉尘长期飘浮在空气中，且具有较强的吸附能力，可以吸附多种有毒、有害物质，进入作业人员体内会造成危害。新鲜粉尘的吸附能力强，能够吸附大量有毒、有害的致病物质；而陈旧粉尘吸附能力弱且表面覆盖了大量黏土等惰性物质，毒害作用降低。有些粉尘本身具有毒性，进入血液可引发中毒。

（2）存在粉尘的生产环境可视程度越差，说明粉尘的浓度越高，造成的危害程度越严重。粉尘粒子的大小、溶解性也会严重影响危害程度，如图2-2所示。

（3）越接近球形的粉尘粒子沉降时受到的阻力越小，沉降速度越快，被吸入体内的机会就越小。若粉尘粒子坚硬且外形尖锐，则可能引起机械性损伤。

第2章　粉尘危害及防护

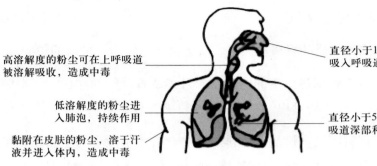

图 2-2　粉尘的危害作用

2. 粉尘分布的重点行业

粉尘分布的重点行业有煤矿、非煤矿山、冶金和铸造行业、化工与纺织行业、建筑建材行业等，见表 2-2。

表 2-2　粉尘的重点分布行业和工艺过程

行业种类	工艺过程
煤矿	煤矿开采分为井下开采和露天开采，每个生产作业现场都是粉尘易发并产生危害的重点区域，如掘进、采矿、运输、充填等基本生产过程
非煤矿山	主要存在于钻眼、爆破、采矿、运输等生产过程
黑色冶金	包括烧结、原料破碎、粉碎、过筛、混料、炼钢、炼铁、轧钢、焦化等过程，均会产生粉尘，可能会造成金属毒物中毒
有色冶金	有色金属的冶炼加工，以及一些金属烟（如氧化锌、镍、锡、锑等），引起金属烟热
机械制造	铸造中型砂配制、制型、落砂、清砂，金属零部件的磨光、抛光，以及装配焊接等过程产生粉尘
化工	固体颗粒原料的加工处理、包装等过程产生的粉尘多为有毒有害物质
纺织	包括开棉、混棉、清棉、梳棉、拣毛、选毛、打麻、梳麻、缫丝选剥，以及化纤材料的处理过程，吸入棉麻粉尘会引起棉尘病
建筑建材	以水泥、沙石和石灰等的操作工序为主的大多数生产环节和领域

3. 粉尘造成危害的方式

粉尘侵入体内，会引起机体不同部位、不同程度的损害。如可溶性有毒粉尘进入血液引发中毒；硬质粉尘对眼角膜及结膜造成机械性损伤，堵塞皮脂腺并引起毛囊炎、脓皮病及皮肤皲裂，或进入外耳道形成耳垢等。其中，最直接的健康损害是以尘肺病为主的呼吸系统疾病。

粉尘侵入体内的主要途径有呼吸道吸入、由皮肤或黏膜或皮损伤口侵入。此外，粉尘还可通过消化道进入人体而造成危害。

（1）粉尘被吸入呼吸道后，进入呼吸系统大体可以分为 3 个阶段，如图 2-3 所示。

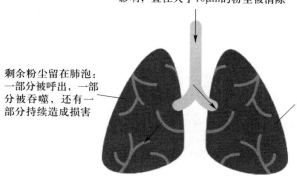

进入上呼吸道，受结构及气流、黏液影响，直径大于10μm的粉尘被清除

剩余粉尘留在肺泡：一部分被呼出，一部分被吞噬，还有一部分持续造成损害

进入下呼吸道，直径2~10μm的粉尘被黏附，伴随咳嗽排出

图 2-3　粉尘进入呼吸系统

（2）粉尘通过皮肤和黏膜侵入体内，大体可分为 3 种情况：放射性粉尘的生产环境下，对相关作业人员造成长时间辐射损害；粉尘粒子很难通过完整的皮肤进入劳动者体内，而有些含有如苯胺、三硝基甲苯、金属有机化合物等物质的粉尘接触皮肤后可溶解于汗液中而侵入体内；粉尘可由破损的皮肤处进入体内。

（3）粉尘对眼睛造成损害，主要通过溶解于眼睛内的黏液侵入体内，进而引发疾病；或者一些尖锐且坚硬的粉尘颗粒，如金属磨料粉尘，在接触眼睛后，通过机械作用损伤眼角膜及结膜，造成眼部疾病或其他伤害。

（4）粉尘还可以通过消化道侵入体内，但并不多见。主要原因在于作业人员个人的不良卫生习惯，如食用被有毒粉尘污染过的食物或者接触粉尘后未清洁手部便进食等，均可能造成粉尘经消化道侵入体内，进而造成危害。

4. 粉尘造成的健康损害

粉尘对健康的损害可表现为全身性的或局部的，主要包括：

（1）尘肺病：矽肺、煤尘肺、煤工尘肺、石棉肺、铸工尘肺、水泥尘肺、电焊工尘肺、铝尘肺、滑石尘肺、云母尘肺、陶工尘肺和石墨尘肺等；

第2章　粉尘危害及防护

（2）职业性肺癌：石棉所导致的肺癌和胸膜间皮瘤；

（3）职业性中毒：以颗粒物形式在空气中存在的或吸附在颗粒物表面的化学性有毒物质，如铅、砷、锰等，导致的职业性中毒；

（4）呼吸性肺泡炎；

（5）职业性哮喘；

（6）职业性皮肤病；

（7）慢性阻塞性肺疾病；

（8）矽肺结核；

（9）粉尘沉着症；

（10）硬金属肺病等。

一些常见的粉尘类型及它们造成的危害见表 2-3。

表 2-3　常见的粉尘类型及危害

粉尘类别	危害
矽尘、煤尘等	尘肺病
铅、砷、锰化合物等有毒粉尘	职业中毒
生石灰、漂白粉、水泥等	局部刺激性损伤
大麻、黄麻、面粉等	支气管哮喘、湿疹等变态反应性损伤
沥青粉尘等	光反应性损伤
附有病原菌的粉尘	感染性损伤
光感性或放射性粉尘	致癌性损伤

5. 尘肺病及相应症状

粉尘造成的健康损害中影响最广泛、最为严重的便是尘肺病，我国目前因粉尘引起的尘肺病患者的数量可占到总职业病患病人数的 90% 左右。尘肺病是指由于吸入较高浓度的粉尘而引起的以肺组织弥漫性纤维化病变为主的全身性疾病。

尘肺病的症状在早期主要是咳嗽，同时伴有咳痰，即使在咳嗽很少的情况下，尘肺病患者也会有咳痰的情况；胸痛也是尘肺病患者的主要症状之一，且随着肺组织纤维化程度加重，有效呼吸面积减少，患者可出现呼吸困难的症状。当接触粉尘的从业人员出现如下典型症状时，可考虑到职业病诊断机构进行诊断。

（1）原有的呼吸系统症状明显加重且门诊治疗不能缓解；

（2）近期或突然出现严重咳嗽、咳痰、呼吸困难、咯血、胸痛等症状；

（3）严重呼吸困难、出现意识模糊、昏睡甚至昏迷等全身反应；

（4）消化功能减弱、胃纳差、腹胀、大便秘结、全身乏力等症状。

此外，尘肺病还可并发多种疾病，最常见的主要有肺结核、慢性心源性心脏病、慢性呼吸衰竭、肺部感染、气胸、慢性阻塞性肺疾病、恶性肿瘤等。

资料卡片

一般来说，尘肺病没有根治的方法，现阶段的一些药物治疗取得了比较良好的效果，但还是有许多不尽如人意的地方。医学上采用大容量肺泡灌洗术可排出一定数量的沉积于呼吸道和肺泡中的粉尘，一定程度上缓解患者的临床症状、延缓病情进展，但由于存在术中及术后并发症，具有一定的治疗风险。还有患者接受肺移植手术，我国从 2017 年才开始大规模开展肺移植，因此很难统计出 5 年生存率。虽然也有一定的术后成功率（能健康出院），但由于排异反应（通常术后几个月发生概率最高）及感染风险太高，因此，针对尘肺病，更多的应该采取积极的预防措施，以有效减轻粉尘造成的危害。

即学即用

1. 在你的工作环境中，经常接触的生产性粉尘有哪些？

2. 在你的工作环境中，接触到的粉尘有哪些危害特性？

3. 假如你长期接触粉尘，试分析粉尘对你造成健康损害的方式。

4. 结合前文内容，请列举长期接触粉尘对健康的危害有哪些。

5. 请简要描述尘肺病的相应症状。

第 2 章 粉尘危害及防护

2.2　粉尘危害防护

学习目标

1. 理解粉尘危害的预防原则。

2. 掌握粉尘危害的各类预防措施及注意事项。

3. 掌握粉尘危害个体防护用品的使用方法，并能正确选择和熟练使用粉尘个体防护用品。

一目了然

```
                                   常见措施
                                  八字方针
                          粉尘防治
    ┌─────────┐
    │         │
    │ 粉尘危害防护 │───────────●──────────●──────
    │         │
    └─────────┘
                                  个体防护
                                   认识防护用品
                                   使用防护用品
```

开卷有益

"由'以治病为中心'向'以健康为中心'转变"，随着健康中国行动的推进，这一理念在职业病防治领域愈发重要。

一般来说，尘肺病是无法完全治愈的，但防止产生和吸入有害粉尘等预防措施可有效防治粉尘，有效保障相关从业人员的生命健康。因此，加强对粉尘危害的预防成为必要的手段。

预防粉尘需要从防尘降尘和个体防护两个方面入手，所有接触粉尘的从业人员都应学习了解相应的防护知识，为自己的健康负责。

一、粉尘危害的防治措施

1. 粉尘危害治理"八字方针"

有关管理部门、科研单位和工业企业结合实际情况，逐步探索实施了粉尘防治管理制度改革和技术创新，经过总结形成了独具特色的防尘降尘"八字方针"，如图 2-4 所示。

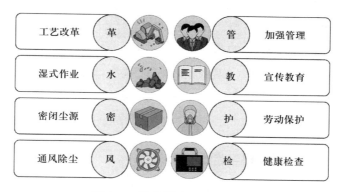

图 2-4 防尘降尘"八字方针"

（1）"革"。即工艺改革。以低粉尘、无粉尘物料代替高粉尘物料，以不产尘设备、低产尘设备代替高产尘设备，这是减少或消除粉尘污染的根本措施。

（2）"水"。即湿式作业。湿式作业可以有效防止粉尘飞扬。例如，矿山开采的湿式凿岩、铸造业的湿砂造型等。

（3）"密"。即密闭尘源。使用密闭的生产设备或者将敞口设备改成密闭设备，这是防止和减少粉尘外逸、治理作业场所空气污染的重要措施。

（4）"风"。即通风除尘。受生产条件限制，设备无法密闭或密闭后仍有粉尘外逸时，要采取通风措施，将产尘点的含尘气体直接抽走，确保作业场所空气中的粉尘浓度符合国家标准限值。

（5）"管"。即加强管理。工业企业领导、作业场所负责人要重视防尘工作，防尘设施要改善、维护管理要加强，确保防尘除尘设备的良好、高效运行。

（6）"教"。即宣传教育。加强防尘宣传教育、普及防尘知识，使接触粉尘的作业人员对粉尘危害有充分的了解和认识。

（7）"护"。即劳动保护。受生产条件限制，在粉尘无法控制或高浓度粉尘条件下作业，必须合理、正确地使用防尘口罩、防尘服等劳动防护用品，加强劳动保护。

（8）"检"。即健康检查。加强职业健康检查，定期对接触粉尘人员进行体检；对从事特殊作业的人员应发放保健津贴；有作业禁忌证的人员，不得从事接触粉尘作业等。

第 2 章 粉尘危害及防护

案例剖析

在粉尘治理前，某石英加工厂污染严重，空气中矽尘超过 320 mg/cm², 游离二氧化硅含量超过 90%，远超国家标准，由此引发了群体性矽肺事件。为了控制粉尘，加工厂在"八字方针"的指导下，采取了机械操作、密闭控制、分类出料等措施，建立了统一的清洁队，湿式清扫，有效降低了粉尘的浓度，使其达到了国家标准，进而有效控制了矽肺病的发生。该加工厂用实际行动验证了"八字方针"的指导意义和有效性。

2. 作业现场粉尘危害告知与监测

在接触粉尘的作业区域，应张贴粉尘危害告知牌，说明粉尘的健康危害、理化特性、应急处理和防护措施等内容，如图 2-5 所示。此外，需对作业区域内的粉尘进行监测，获取现场粉尘污染的第一手资料，以便采取合适的措施治理粉尘。

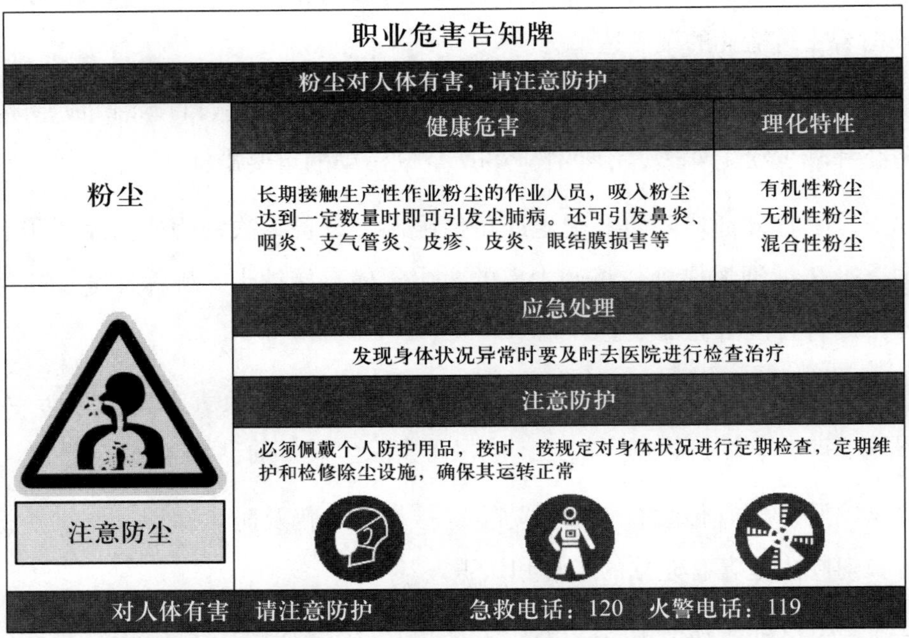

职业危害告知牌		
粉尘对人体有害，请注意防护		
	健康危害	理化特性
粉尘	长期接触生产性作业粉尘的作业人员，吸入粉尘达到一定数量时即可引发尘肺病。还可引发鼻炎、咽炎、支气管炎、皮疹、皮炎、眼结膜损害等	有机性粉尘 无机性粉尘 混合性粉尘
注意防尘	应急处理	
	发现身体状况异常时要及时去医院进行检查治疗	
	注意防护	
	必须佩戴个人防护用品，按时、按规定对身体状况进行定期检查，定期维护和检修除尘设施，确保其运转正常	
	对人体有害 请注意防护	急救电话：120 火警电话：119

图 2-5 粉尘职业危害告知牌

准确的作业现场粉尘监测需按照以下原则进行采样：

（1）粉尘监测主要对粉尘的浓度、分散度以及粉尘中游离二氧化硅的含量进行监测。

（2）粉尘监测采样应考虑在粉尘浓度最高的月份和时间段进行，并监测完整的工作班次。

（3）无法监测完整的工作班次时，也应持续采样 1 h 以上，并多次采样，计算 8 h 的平均采样结果，还需监测 15 min 的粉尘浓度，计算粉尘的超标倍数。

（4）为测量平均粉尘浓度，应在作业范围内选取多个采样点，采样点间一般相距 3 ~ 6 m。

（5）采样点应选择作业人员经常操作和活动的工作岗位或休息地点，如作业人员站立区域，采样点可距地面 1.5 m 左右，尽量靠近其呼吸高度，坐位或蹲位时应将高度适当放低。

（6）受气流影响的作业场所，应以产尘源的下风侧或回风侧的作业人员呼吸高度确定采样点位置。

（7）没有人员前往的场所可不设粉尘监测点。

3. 采取密闭与隔离措施控制粉尘

作业场所空气中粉尘浓度若无法控制或很少得到控制，作业人员的粉尘接触量则会显著增加，引起尘肺病等职业危害。因此，采取密闭与隔离措施十分必要，能实现人与粉尘的分离；扬尘性高、使用量大的粉尘宜优先采用这一控制措施。采取密闭与隔离措施应注意的操作问题有：

（1）密闭分散的尘源，避免粉尘泄漏。

（2）密闭产尘量较大的生产设备或生产线。

（3）密闭运输带或转运货箱。

（4）使用自动化的加料、出料装置。

（5）粉状物料存储时进行密闭、分散包装或对堆料进行覆盖。

（6）隔离粉尘作业场所。

（7）设置密闭操作间和送风系统，将人与产尘环境隔离开。

学无止境

检查密闭隔离系统应注意以下问题：

第 2 章　粉尘危害及防护

1. 如操作允许，应使加工设备保持负压，防止粉尘泄漏。

2. 密闭隔离易燃性颗粒物应考虑防爆措施。

3. 确保转运系统保持密封，所有连接处无泄漏。

4. 采取措施，避免料仓装料过满。

5. 排出的含尘空气应排放至远离门窗和进风口的地方。

6. 露天作业时可优先考虑隔离并保护作业人员。

7. 维护和清理密闭系统时应遵循密闭空间作业管理要求。

4. 采取适宜的湿式作业降尘

湿式作业指向破碎、研磨、筛分等产尘的生产作业点送水，减少悬浮粉尘的产生，目前主要在矿山、隧道、电厂、工业厂房、道路建设等领域采用。凡是在生产中允许加湿的作业场所，均应首先考虑采用物料预先湿润黏结和湿式作业。采取湿式作业应注意的操作问题有：

（1）喷水时应注意不能造成其他安全隐患，尤其注意是否存在爆炸风险。

（2）查看物料或生产环境是否适合喷水或洒水，如若禁止喷水，切不可采取湿式作业，可在停止作业后进行降尘操作。

（3）进行湿式作业前应严格检查喷水系统压力和水质是否满足要求，喷水头的设计是否达到捕集粉尘、均匀湿润物料或帮助混合物料等要求。

（4）喷水时不可将已沉降的粉尘再次溅起，避免造成二次扬尘。

（5）向空气中喷水时，也不能引起粉尘云的湍流，造成粉尘云的扩散，致环境中的粉尘影响范围扩大。

（6）湿式作业时也应注意节约用水，避免用水量过多，造成额外的负担。

（7）湿式作业中产生的废水和污染物应进行合理处理，避免造成环境污染。

（8）作业人员在湿式作业中要注意做好自身的防潮保护，并注意在适宜的休息场所进行适当的休息，避免受到粉尘的影响。

5. 合理利用局部排风除尘装置

通风除尘分为局部通风和全面通风，主要利用气流将粉尘带走或稀释，以达到除尘的目的。局部通风多采用局部排风除尘装置（如图2-6所示为吸尘罩），在接近粉尘发生源的位置，利用局部的恒定吸引气流或平行气流，将产生的高浓度粉尘在其扩散之前予以捕捉，并在不接触污染空气的状态下将粉尘排除。

操作局部排风除尘装置进行除尘时，应注意以下操作问题。

（1）除尘前应查看装置的形式是否适宜、位置是否正确、强度是否足够、装置是否存在损坏，确保局部通风处于正常状态，如在吸风口侧系上丝带。

（2）确保除尘装置的进风口位置处于室外空气比较清洁的地方，且应查看相邻车间的进气和排气装置是否布置合理，避免造成不利影响。

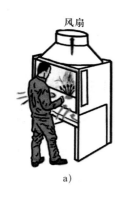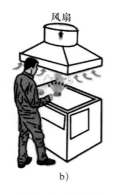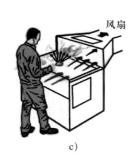

图 2-6　吸尘罩

a）密闭吸尘罩　b）接受式吸尘罩　c）摘集式吸尘罩

（3）在粉尘扩散到工作地点前，应保证有足够的气流捕获粉尘，一般要求风速在 1 m/s 以上，所以操作时应在粉尘的源头处测量风速。

（4）进行局部排风除尘时，切不可有人员处于污染源和局部通风之间的中间地带，或者在污染空气的排放路径之中。

（5）在条件允许的情况下，局部排风除尘装置应尽量选用短而直的排（送）风管，避免使用长而弯曲的管子。

（6）进行全密闭或局部通风排除污染空气时，需增加全面通风的进风量。

（7）应确保送入车间的空气中的粉尘含量不超过职业接触限值的30%。

（8）使用手持工具除尘时，可使用相连的具有内置式抽风机的排风罩。

第 2 章　粉尘危害及防护

案例剖析

某锻造公司以生产汽车底盘零件和轿车保安件为主，主要产尘点包括制芯、浇注、熔炼、落砂、抛丸、打磨、筛分、皮带运输等环节，配套的除尘设备主要包括水浴除尘器、旋风除尘器、扁布袋除尘器等。随着工厂生产的产品及产能的变化和除尘系统不断老化，现场粉尘控制的效果受到较大影响，后制订专项计划，淘汰使用寿命超标及效果不理想的除尘系统，更新为气象脉冲袋式除尘器，更新后的岗位粉尘达到了国家标准要求。

该公司在生产工艺设计时就考虑到了使用除尘设备控制粉尘，但随着设备老化，粉尘治理的效果变差，通过及时地更新除尘器，将粉尘降到了国家标准，充分说明了使用除尘装置可有效控制粉尘。

学无止境

除了"粉尘危害的防治措施"3、4、5提到的3种除尘措施外，还有其他的一些除尘降尘方法。

1. 物料预先湿润黏结

物料预先湿润黏结指在破碎、研磨、转载、运输等产尘工序前，预先对产尘的物料采用液体进行湿润黏结，使产生的粉尘提前失去飞扬能力，预防悬浮粉尘的产生，这是一种简便、经济、有效的防尘降尘措施。

2. 喷雾降尘

喷雾降尘是指液体在一定压力作用下通过喷雾器的微孔喷出，形成雾状水滴与空气中浮游粉尘接触并使其沉降的方法。喷雾降尘设备结构简单、使用方便、耗水量少、降尘效率高、费用低，但会增加作业场所空气的湿度。

3. 物理降尘

物理降尘是利用粉尘的物理特性使其迅速沉降，从而降低空气中的粉尘浓度，主要方法有荷电喷雾降尘、磁水降尘、高压静电控尘。

4. 化学降尘

化学降尘是指采用化学的方法来减少浮游粉尘的产生，包括湿润剂降尘、泡沫降尘、化学抑尘剂保湿黏结抑尘。

5. 落尘清除

工业生产中产生大量粉尘，由于目前的防尘技术和防尘管理方法尚未能将所有的粉尘全部根除，因此，落尘清除也是综合防尘技术措施的重要环节。清除落尘的方法主要包括冲洗落尘、人工清扫落尘、真空吸尘等。

二、粉尘危害的个体防护

1. 个体防护措施

尘肺病不可治愈，但完全可防，防止产生和吸入有害粉尘是预防尘肺病的有效途径。结合三级预防原则，防尘控尘重点首先放在采取工程技术手段，在源头消除和减少粉尘的产生；其次是采取组织安排和行政手段减少作业人员接触粉尘的时间；最后才是个体防护用品。

个体防护是对技术防尘措施的必要补救。通常情况下，在作业现场，防、降尘措施难以使粉尘浓度降至国家卫生标准所要求的水平，导致工程技术防治粉尘的效果并不令人满意，此时便需要引入防止粉尘危害的个体防护措施。个体防护措施主要通过合理使用个体防护用品防止粉尘危害个体健康。

个体防护用品是一类由作业人员使用的，可以防御物理、化学、生物等外界因素伤害的防护产品的总称。对于粉尘危害因素，个体防护用品主要包括防尘口罩、防尘面具、防尘眼镜等，如图 2-7 所示。其中，防尘口罩和防尘面具归属于防尘呼吸器。

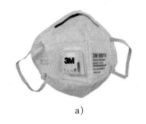 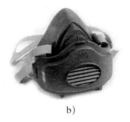 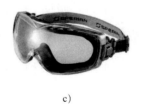

a)　　　　　　　　　　　b)　　　　　　　　　　　c)

图 2-7　个体防护用品

a）防尘口罩　b）防尘面具　c）防尘眼镜

2. 常见防尘呼吸器

常见的防尘呼吸器可根据其防护原理、供气原理和供气方式、防护部位、吸气环境进行分类，见表 2-4。

第 2 章　粉尘危害及防护

表2-4　常见防尘呼吸器

分类方式	呼吸器类别	说明	举例
防护原理	过滤式	通过过滤材料过滤空气中的有毒、有害物质	防尘口罩、防毒口罩
	隔绝式	隔绝污染空气，由自带气源或靠导气管引入新鲜空气	生氧式防毒面具
供气原理和供气方式	自吸式	佩戴者自主呼吸以克服部件阻力	防尘口罩、防毒口罩
	自给式	以压缩气瓶为气源供气	储气式防毒面具
	动力送风式	依靠动力克服部件阻力	送风式长管呼吸器
防护部位	口罩式	通过保护口、鼻来避免粉尘危害	医用口罩、防尘口罩
	面具式	同时保护眼睛及面部	各种过滤式和隔绝式防毒面具
	口具式	夹住鼻子，需用口呼吸	口部呼吸器
吸气环境	正压式	使用时面罩内压力均大于环境压力	大部分隔绝式呼吸防护用品
	负压式	使用时面罩内压力均小于环境压力	大部分过滤式呼吸防护用品

3. 防尘呼吸器的佩戴原则

佩戴呼吸器时要遵守呼吸器的一般佩戴原则。

（1）任何呼吸防护用品的防护功能都是有限的，从业人员应当了解所使用防护用品的局限性。

（2）使用任何一种呼吸防护用品前都应仔细阅读产品使用说明，并严格按照要求使用。

（3）作业人员在使用呼吸防护用品前应当接受使用方法的培训；在必须配备逃生型呼吸防护用品的作业场所内的有关作业人员和其他进入人员，应接受逃生型呼吸防护用品使用方法的培训；携气式呼吸防护用品应限于受过专门培训的作业人员使用。

（4）使用前应检查呼吸防护用品的完整性、过滤原件的适用性、电池电量、气瓶储气量等，消除不符合有关规定的部分后才可使用。

（5）长期在粉尘有害环境作业的人员应在工作中始终佩戴呼吸防护用品。

（6）在使用中如果感到有异味、咳嗽、刺激、恶心等不适症状时，应立即离开作业环境，并检查呼吸防护用品，排除故障后才能重新进行生产作业；若无故障，应更换有效的过滤元件。

（7）如果呼吸防护用品同时使用多个过滤元件，如双过滤盒，应同时更换。

（8）如果新过滤元件在某场合迅速失效，应重新评价过滤元件的适用性。

（9）除通用部件外，在未得到呼吸防护用品生产者认可的前提下，不得自行将不同品牌的呼吸防护用品部件拼装或者组合使用。

（10）佩戴完毕后，应对呼吸器的密合性进行检查，可参照防护用品说明书中的密合性指导进行检查，还可通过正压法或负压法进行检查。

防尘口罩是接尘职工在工作中最常用的防尘呼吸器，接尘职工在工作过程中可按照如图 2-8 所示步骤正确佩戴防尘口罩。

1. 将双手食指放置于鼻夹上方，大拇指放在鼻夹下，轻轻地弯曲鼻夹中心的位置

2. 双手将折叠的防尘口罩两侧上下拉开，使其完全展开。两根头带保持在有鼻夹的一侧

3. 将防尘口罩的下侧托在下巴的位置，使鼻夹位于鼻梁的位置，把防尘口罩罩在脸上。用一只手把口罩固定在脸上，同时用另外一只手把口罩的下侧向下拉并包住下巴

4. 将一根头带拉到头顶，并将其放在颈后耳朵下方

5. 将另外一根头带拉过头顶，放在头顶位置。需要时可利用防尘口罩两边设计的凸起，调节口罩以获得舒适的密合

6. 为取得舒适的密合，在牵拉防尘口罩下巴部位的边缘时，要用一只手扶在鼻夹处固定

7. 将双手指尖置于防尘口罩鼻夹两侧，从中点开始，按压鼻夹并使其与鼻梁和脸部贴合。务必使用双手。单手捏鼻夹会使鼻夹出现锐角，导致防尘口罩与脸部密合性降低

8. 进行防尘口罩的佩戴气密性检查，用双手完全捂住防尘口罩并呼气。若感觉有气体从鼻梁处泄露，按照步骤5重新调整鼻夹；若感觉气体从防尘口罩边缘泄露，请调整头带位置，并确保口罩边缘和面部的贴合；若无法取得密合，不要进入污染区域

图 2-8　防尘口罩的佩戴步骤

4. 接尘职工的职业健康检查

接尘职工应按照一定周期进行职业健康检查。根据《职业健康监护技术规范》

第 2 章　粉尘危害及防护

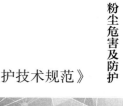

（GBZ188—2014）的相关规定，接触粉尘的种类不同、浓度不同，健康检查的周期也不尽相同，接尘人员健康监护周期见表2-5。

表2-5　接尘人员健康监护周期

粉尘种类	粉尘浓度符合标准	粉尘浓度超标	一般职工	尘肺病患者
矽尘	1次/2年	1次/年	1次/年，连续5年	1次/年
煤尘	1次/3年	1次/2年	1次/年，连续5年	1次/1～2年
石棉尘	1次/2年	1次/年	1次/年，连续5年	1次/年
棉尘	1次/4～5年	1次/2～3年	1次/年，半年	－
其他粉尘	1次/4年	1次/2～3年	1次/年，连续5年	1次/1～2年

接尘职工职业健康检查的内容主要有：

（1）症状询问：重点询问呼吸系统和心血管系统疾病史、吸烟史及咳嗽、咳痰、喘息、胸痛、呼吸困难、气短等症状。

（2）体格检查：内科常规检查，重点是呼吸系统、心血管系统。

（3）实验室和其他检查：血常规、尿常规、血清ALT、心电图、后前位X射线高千伏胸片、肺功能。

即学即用

1. 请详细介绍粉尘危害治理"八字方针"。

2. 假如你的工作场所允许湿式作业，你应该注意哪些操作问题？

3. 假如你需要操作局部排风除尘装置除尘，应该注意哪些问题？

4. 在长期接触粉尘的环境中，你应该选择哪些个体防护用品？

5. 假如你在工作中需要佩戴防尘口罩，应该如何正确佩戴？

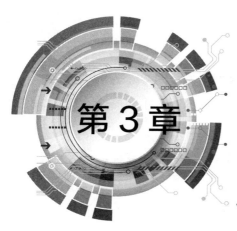

第 3 章

化学毒物危害及防护

3.1 化学毒物危害识别

学习目标

1. 理解化学毒物的基本概念。

2. 了解化学毒物的分类。

3. 掌握常见化学毒物造成的危害，并能识别危害因素。

一目了然

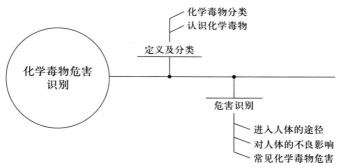

化学毒物危害识别
— 定义及分类
　　— 化学毒物分类
　　— 认识化学毒物
— 危害识别
　　— 进入人体的途径
　　— 对人体的不良影响
　　— 常见化学毒物危害

开卷有益

我们日常生产生活中的工业化学品、农用化学品、日用化学品等各种用品，存在

第 3 章 化学毒物危害及防护

着多种化学毒物。尤其在工业生产中，化学毒物被称为生产性毒物，严重影响着相关行业从业人员的身体健康。

化学毒物分布广泛，且伤害极大，某些小剂量的化学毒物就能轻易造成人体损伤甚至死亡。生产生活中遭受化学毒物危害的案例数不胜数。因此，防护化学毒物危害已成为重要共识，而其首要一步就是学会识别化学毒物危害。

认识化学毒物，需要了解化学毒物的分类及其危害，以便能够根据化学毒物的不同特点来采取防护措施，进而保护职业安全与健康。

一、化学毒物及其分类

1. 化学毒物的来源

毒物是指在一定条件下较低剂量就能引起机体功能性或器质性损伤的外源性化学物质。在职业卫生领域，化学毒物可理解为在生产过程中产生的，存在于工作环境中的化学物质，故也称为生产性毒物。化学毒物在职业病危害因素中通常被称为化学因素，接触化学毒物可能会引起职业性化学中毒等职业危害。本教材所提及的化学毒物均为生产性毒物。

目前发现的工作场所化学有害因素多达 370 余种，导致的职业性化学中毒达到 60 种，生产性化学毒物主要来源于生产过程中的原辅料、中间产品、副产品、夹杂物或废弃物等。化学毒物可能出现的重点生产环节见表 3-1。

表 3-1 化学毒物可能出现的重点生产环节

重点生产环节	说明
原料开采与提炼	开采过程中可形成以粉尘、蒸气、烟等形式的毒物，如锰矿、汞矿、铅矿等的开采
材料搬运与储藏	液态材料因包装渗透而经皮肤进入人体，或气态毒物因储存钢瓶泄漏可经呼吸道进入人体
加料	在加料过程中，有毒的固态原料可导致粉尘飞扬，液态原料有蒸气溢出或有液体飞溅
化学反应	某些化学反应如控制不当或加料失误会导致释放出有毒气体或蒸气，有的可同时带出有害雾滴
工业三废处理	工业生产中产生的废气、废水、废渣含有多种有毒有害物质，如二氧化碳、二硫化碳、汞等

续表

重点生产环节	说明
检修	管道设备进行维检修作业、容器清洗时可能有气体逸出或液体溢出、喷溅，污染双手及体表等
其他	如进入地窖、阴沟、矿井下废巷道或清除化粪池时，会有硫化氢逸出等

2. 化学毒物的分类

化学毒物的分类方式很多，按其化学成分可分为金属、类金属、非金属、高分子化合物毒物等；按其物理状态可分为固态、液态、气态、气溶胶毒物等；按对人体的毒理作用可分为刺激性、腐蚀性、窒息性、神经性、溶血性毒物和致畸性、致癌性、致突变性毒物等。

一般将化学毒物分为：金属及类金属毒物，如铅、汞、锰、铬等；刺激性和窒息性气体，如氯气、氨气、一氧化碳、氰化氢等；有机溶剂，如苯、甲苯、汽油等；高分子化合物生产过程中产生的毒物，如氯乙烯、氯丁二烯、丙烯腈等。

学无止境

职业接触限值：职业性危害因素的接触限制量值，是指在职业活动过程中劳动者长期反复接触、对绝大多数接触者的健康不引起有害作用的容许接触水平。其中，化学有害性危害因素的职业接触限值包括时间加权平均容许浓度、最高容许浓度、短时间接触容许浓度、超限倍数 4 类。

1. 时间加权平均容许浓度（PC-TWA），指以时间为权数规定的 8 小时工作日、40 小时工作周的平均容许接触浓度。

2. 最高容许浓度（MAC），指工作地点、在一个工作日内、任何时间有毒化学物质均不应超过的浓度。

3. 短时间接触容许浓度（PC-STEL），指在遵守时间加权平均容许浓度前提下容许短时间（15 min）接触的浓度。

4. 超限倍数，指对未制定短时间接触容许浓度的化学性危害因素，在符合 8 小时时间加权平均容许浓度的情况下，任何一次短时间（15 min）接触的浓度均不应超过的时间加权平均容许浓度的倍数值。

第3章 化学毒物危害及防护

3.化学毒物的行业分布

化学毒物广泛分布于工业生产的各行各业中，主要的行业分布见表3-2。

表3-2　化学毒物主要分布的行业

行业	生产种类	接触的主要毒物
化学矿	硫铁矿	氮氧化物、一氧化碳、二氧化硫等
	磷矿	氮氧化物、一氧化碳、二氧化硫、放射性物质
	其他矿	砷、二氧化硫、三氧化二砷等
无机化工原料	酸类	硝酸、硫酸、盐酸、氢氟酸等
	碱类	氢氧化钠、氢氧化钾、纯碱（碳酸钠）等
	无机盐	硫化物和硫酸盐类、硝酸盐类、亚硝酸盐类等
	单质	黄磷、赤磷、金属钠、金属镁、硫磺等
	工业气体	氯气、一氧化碳、氮氧化物
有机化工原料	基本有机原料	乙炔、电石、乙烯、丙烯、丁烯、甲烷、乙烷、苯、甲苯、二甲苯、甲醇、乙醇等
	一般有机原料	乙烯基乙炔、丁二烯、甲酸、乙酸、氯乙烯、硝基苯、苯胺、苯酚等
高分子聚合物	塑料和树脂	三氟氯乙烯、四氟乙烯、六氟丙烯等
	合成橡胶	丁二烯、苯乙烯、丙烯腈等
	合成纤维	乙二醇、苯酚、环己醇、苯、丙烯腈等
涂料	油漆	苯、二甲苯、丙酮、苯酚、甲醛、沥青等
	颜料	氧化铅、铬酸盐、硝酸等
信息用品	胶片	硝化纤维素、醋酸、二氯甲烷等
	磁带	氧化铬、氧化磁铁等
化工机械	防腐	强酸、铅、氮氧化物、臭氧等

二、常见化学毒物危害的识别

1.化学毒物进入人体的途径

化学毒物主要通过呼吸道、皮肤、消化道进入人体，如图3-1所示。

2.化学毒物对人体的不良影响

目前世界上大约有800万种化学物质，其中常用的化学品就有7万多种，每年还有上千种新的化学品问世。在品种繁多的化学品中，存在许多化学毒物，其在生产、使用、储存和运输过程中可能对人体产生危害，甚至危及人的生命。化学毒物对人体的不利影响主要表现如下。

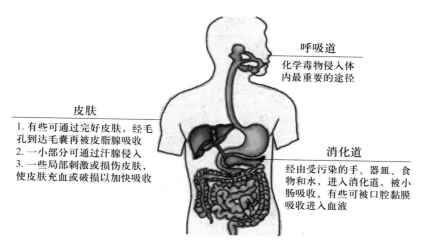

图 3-1　化学毒物侵入人体的途径

（1）局部刺激和腐蚀作用。直接腐蚀皮肤和组织黏膜，导致职业性皮肤病，如黑变病、皮肤溃疡、皲裂等。引起皮肤损害的化学性物质分为：原发性刺激物、致敏物和光敏感物。常见原发性刺激物有酸类、碱类、金属盐、溶剂等，常见皮肤致敏物有金属盐类（如铬盐、镍盐）、合成树脂类、染料、橡胶添加剂等。

（2）阻止氧的吸收、运输和利用。一氧化碳被人体吸入后，很快与人体的血红蛋白结合，影响血红蛋白运送氧气的能力；刺激性气体如氯气被人体吸入可形成肺水肿，妨碍肺泡的气体交换功能，使其不能吸收氧气；不活泼气体或毒性较小的气体如甲烷、二氧化碳等，能降低空气中的氧气含量而造成人体窒息。

（3）损害消化系统。比如，汞可致毒性口腔炎，氟可导致"氟斑牙"；汞、砷等毒物，经口侵入人体可引起出血性胃肠炎；铅中毒引起腹绞痛；黄磷、砷化合物、四氯化碳、苯胺等物质可致中毒性肝病。

（4）改变机体的免疫功能。不同化学毒物可通过干扰神经内分泌网络等，使机体免疫功能低下，导致个体易受感染因素或肿瘤的攻击。

（5）影响酶活性和治病。化学毒物会使机体酶系统的活性受到抑制，同时还具有致癌、致畸、致突"三致"作用。

在以上主要不良影响中，中毒窒息是化学毒物造成的危害中较为广泛的，职业性化学中毒是常见的由化学毒物引起的职业病，表 3-3 所列为导致人体主要器官系统中毒的常见化学毒物。

第3章　化学毒物危害及防护

表3-3　导致人体主要器官系统中毒的常见化学毒物

类别	症状	常见化学毒物
呼吸系统中毒物	单纯性窒息	二氧化碳、烷烃等
	化学性窒息	一氧化碳、氰化物
	刺激肺部	氯气、二氧化氮、溴、氟、光气等
	刺激上呼吸道	氨、二氧化硫、甲醛、醋酸乙酯、苯乙烯
神经系统中毒物	闪电样昏倒	窒息性气体、苯、汽油
	震颤	汞、汽油、有机磷（氯）农药等
	震颤麻痹	锰、一氧化碳、二硫化碳
	阵发性痉挛	二硫化碳、有机氯
	强直性痉挛	有机磷、氰化物、一氧化碳
	瞳孔缩小	有机磷、苯胺、乙醇
	瞳孔扩大	氰化物
	神经炎	铅、砷、二硫化碳
	中毒性脑炎	一氧化碳、汽油、四氯化碳
	中毒性精神病	四乙基铅、二硫化碳等
血液系统中毒物	溶血症	三硝基苯、砷化氢
	碳氧血红蛋白血症	一氧化碳
	高铁血红蛋白血症	苯胺、二硝基苯、三硝基苯、亚硝酸盐、氮氧化物
	造血功能障碍	苯
消化系统中毒物	腹痛	铅、砷、磷、有机磷等
	中毒性肝炎	四氯化碳、硝基苯、有机氯、砷、磷等
泌尿系统中毒物	中毒性肾炎	镉、溴化物、四氯化碳、有机氯等

3. 常见化学毒物造成的危害

一些在工业生产中常见的化学毒物造成的危害见表3-4。

表3-4　常见化学毒物造成的危害及症状

常见化学毒物	描述	危害及症状
铅及其化合物	高温条件下逸出铅蒸气并凝集成烟雾，常用于制造蓄电池、玻璃、油漆、颜料等	造成慢性中毒，发病隐匿，早期表现为乏力、关节和肌肉酸痛、胃肠道不适等症状。可造成神经系统、消化系统、血液循环系统、泌尿系统等出现问题

常见化学毒物	描述	危害及症状
汞及其化合物	俗称水银，散落后不易清除、易蒸发。多见于化工、电气、仪表、医药、冶金、军工和新技术等领域	**急性中毒**：发热、咳嗽、胸痛、口腔牙龈炎等症状，严重者可发生化学性肺炎
		慢性中毒：引起神经系统、口腔和肾功能损害，初期表现如头晕乏力、注意力不集中等，部分患者有心悸、多汗等现象
氯气	具有强烈刺激性臭味的黄绿色气体，在造纸、合成纤维、塑料、制药等行业作为原料	**急性中毒**：主要为呼吸系统损害，起病急、进展快，表现为流泪、呛咳、咽痛、恶心、呕吐、腹胀等症状
		慢性影响：长期接触低浓度氯气可引起慢性咽炎、支气管炎等慢性非特异性炎症
氨	具有强烈刺激性臭味的气体，主要分布在合成氨生产、制造氨水，应用氨制造硫酸铵、硝酸铵、碳酸氢铵等领域	**急性中毒**：发病快，过量接触后出现流泪、咳嗽、胸闷、咽部及结膜充血等症状
		慢性影响：长期接触可出现慢性结膜炎、鼻炎、慢性咽炎、嗅觉或味觉减退等
		误服氨水可致口、咽、食道及胃黏膜严重灼伤，高浓度氨或氨水可造成眼灼伤、角膜溃疡、皮肤灼伤等
一氧化碳	俗称煤气，无色无味，是最常见的窒息性气体。多产生于含碳物质不完全燃烧，如冶金、采矿爆破、燃气制取等	急性中毒以急性脑缺氧为主要表现，轻度中毒患者出现明显头痛乏力、耳鸣眼花，并伴有恶心、呕吐、心悸等。一氧化碳的浓度越高，对人体的危害越严重，如图3-2所示
硫化氢	无色、有臭鸡蛋气味的气体，易积聚在低洼处。多见于含硫矿物开采或加工时排放的废气，以及下水道、粪坑的有机废弃物中	**急性中毒**：出现眼痛、咽灼痛、刺激性咳嗽、头晕呕吐、心悸胸闷等症状
		慢性影响：长期反复低浓度接触，可引起眼及呼吸道慢性炎症、类神经症、自主神经功能紊乱等表现
有机溶剂类毒物	以有机物为介质的溶剂，能溶解一些不溶于水的物质，如链烷烃、烯烃、醇等，多具有挥发性、可溶性和易燃性	对人体各个系统可造成毒性危害

第3章 化学毒物危害及防护

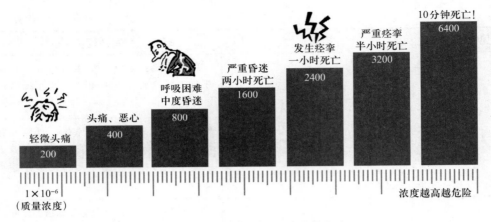

图 3-2　一氧化碳浓度对人体的影响

资料卡片

　　苯、甲苯、二甲苯都是芳香烃，具有一定的香味，毒性都很厉害。苯的毒性为一级，甲苯、二甲苯为三级。苯的挥发性强，更容易对人体造成伤害，直接使用时，2% 的苯溶液相当于纯的甲苯毒性，国家在对涂装作业（油漆等）的有关规定中是禁止使用"苯"的。

案例剖析

　　某一从事工艺包装盒、塑料制品、木制工艺品制造的公司，使用的胶水黏合剂中存在苯、甲苯、二甲苯等职业病危害因素，该公司未向卫生行政部门申报产生职业危害的项目。对于接触职业病危害因素的职工，该公司也未按规定为其配备符合职业病防护要求的个人防护用品，仅提供了普通的纱布口罩。结果导致该公司有 5 名职工被诊断为苯中毒，经当地疾控中心检测发现，该公司车间空气中苯、甲苯等物质的浓度不符合国家职业卫生标准。

　　这一案例中，该公司对职业病防治工作重视不够，职业卫生管理组织、制度不完善，未按规定配备专职、兼职专业人员，公司管理人员及工人均不了解所使用胶水的毒性。这充分说明相关从业人员在工作时应了解接触的职业病危害因素具有的危害，并严格做好防护。

即学即用

　　1. 请结合前文内容，试说明你所处的工作环境中存在哪些化学毒物。

2. 请针对你所处的工作环境，将存在的化学毒物进行分类。

3. 结合前文内容，分析你所处的工作环境中存在的化学毒物有哪些危害？

3.2 化学毒物危害防护

学习目标

1. 掌握常见化学毒物的各种防护措施。

2. 能正确选择和熟练使用常见化学毒物危害的防护用品。

3. 掌握常见化学毒物危害的急救要领，并能在遇到危害时实施急救。

一目了然

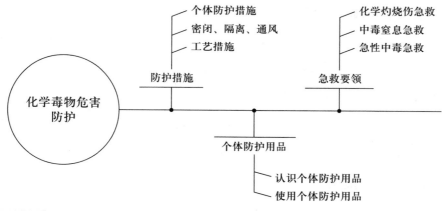

开卷有益

　　化学毒物危害在各行各业都具备不同特点，合理采取防护措施，从源头、传播途径、个人防护等方面规避化学毒物带来的职业健康风险，对于改善作业环境、保障从业人员生命健康具有重要意义。

　　防护化学毒物危害，关键要掌握防护用品的使用方法，守好个体防护这一最后防线。出现化学毒物受害者时，懂得急救要领便能快速反应和果断救护。

第3章　化学毒物危害及防护

一、化学毒物危害的防护措施

依据三级预防原则，防护化学毒物危害的主要技术措施包括替代、变更工艺、密闭化和机械化措施、隔离操作和自动控制、工业通风等。

1. 替代或消除有毒高毒物料

在生产中，原料和辅助材料应尽量采用无毒或低毒物质。用无毒物料代替有毒物料，用低毒物料代替高毒或剧毒物料，是消除毒性物料危害的有效措施。如在涂料工业和防腐工程中，用锌白或氧化钛代替铅白，用云母氧化铁防锈底漆代替含大量铅的红丹底漆，消除了铅的危害。

2. 采用危害性较小的生产工艺

替代是控制化学物质危害的首选方案，但是目前可供选择的替代品往往是很有限的，特别是因技术和经济方面的原因，不可避免地要生产、使用有害化学物质。这时，可以变更工艺或选择危害性较小的工艺代替危害性较大的工艺。如电镀行业中，通过工艺改进，采用无氰电镀，从而消除了氰化物对人体的危害。

3. 密闭化和机械化措施

敞开式加料、搅拌、反应、测温、取样、出料、存放等，均会造成有毒物质的散发、外逸。为了控制有毒物质，使其不在生产过程中散发出来，关键在于生产设备本身的密闭化，以及生产过程各个环节的密闭化。生产设备的密闭化，往往与减压操作和通风排毒措施互相结合使用，以提高设备密闭的效果。同时，用机械化代替手工劳动，可减少工人与毒物的接触。

4. 隔离操作和自动控制

隔离操作把操作人员与生产设备隔离开来，使操作人员免受散逸出来的毒物危害。目前，常用的隔离方法有两种，一种是将全部或个别毒害严重的生产设备放置在隔离室内，采用排风的方法，使室内呈负压状态；另一种是将操作人员的操作处放置在隔离室内，采用输送新鲜空气的方法，使室内呈正压状态。过程的自动控制可以减少工人与毒物的直接接触。

5. 通风

借助于通风技术，使作业场所空气中的有害气体和蒸气的浓度低于标准规定的限值，在接触到化学毒物的生产经营活动中常被称为工业通风。工业通风的作用主要有3个方面：稀释或排除生产过程中产生的以气体形式存在的化学毒物；向作业场所送入足够量的空气，供作业人员呼吸；调节作业场所的温度、湿度等环境条件，为作业人员提供舒适的作业环境。

6. 个体防护与个人卫生

在环境条件无法改变的情况下，个体防护往往比改良工艺容易做到。在个体防护中，个体防护装备是非常重要的工具，作业时可根据具体化学毒物来选择防护装备，表3-5根据国家标准列出了不同作业需使用的防护用品。

表3-5 不同作业需使用的防护用品

作业类别	可以使用的防护用品	建议使用的防护用品
吸入性气相毒物作业	防毒面具、防化学品手套	劳动护肤剂
吸入性气溶胶毒物作业	工作帽、防毒面具、防化学品手套、化学品防护服	防尘口罩（防颗粒物呼吸器）、劳动护肤剂
沾染性毒物作业	防毒面具、防腐蚀液护目镜、防化学品手套、化学品防护服	防尘口罩、劳动护肤剂
腐蚀性作业	工作帽、防腐蚀液护目镜、耐酸碱手套、耐酸碱鞋、防酸碱服	防化学品耐酸碱鞋（靴）
易污作业	工作帽、防毒面具、防尘口罩（防颗粒物呼吸器）、耐酸碱手套、防静电鞋、一般防护服、化学品防护服	耐油手套、耐油鞋、防油服、劳动护肤剂、其他零星防护用品

此外，保持作业场所清洁和作业人员良好的卫生习惯是消除和降低化学毒物危害的一种有效方法，可采取的相应措施如下。

（1）设置淋浴室及存衣室，配备个人专用更衣箱；

（2）对皮肤、眼睛等危险性大的毒物，要有洗消皮肤和冲洗眼睛的设施；

（3）经常清洗作业场所，及时并合理处置废物和溢出物。

二、化学毒物危害防护用品的使用方法

常见的化学毒物危害防护用品包括呼吸防护用品、防酸碱工作服、防化学品耐酸碱鞋（靴）、防护手套、防护眼镜、防毒面具等。

第3章 化学毒物危害及防护

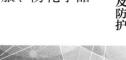

1. 呼吸防护用品

呼吸防护用品又被称为呼吸防护器（简称呼吸器），在含有化学毒物的生产环境中能有效防护化学毒物经呼吸道侵入人体。呼吸防护用品从设计上分为过滤式和供气式两类：过滤式呼吸器将作业环境空气通过过滤元件去除其中有害物质后作为气源；供气式呼吸器也被称为隔绝式呼吸器，将使用者的呼吸道完全与污染空气隔绝，呼吸空气来自污染环境之外，如自携气式呼吸器。

在使用呼吸器之前，使用者要了解呼吸危害对健康的影响，仔细阅读、理解产品使用说明书，熟悉产品结构、功能和限制；并接受培训，掌握呼吸器的使用与维护方法，练习面罩佩戴、调节和气密性检查的方法，并懂得部件更换、清洗和储存等要求。呼吸器的佩戴方法可参考第二章的相关内容。

2. 防酸碱工作服

防酸碱工作服又被称为酸碱类化学品防护服，是工作人员在有危险性化学物品或腐蚀性物品的现场作业时，为保护自身免遭化学危险品或腐蚀性物品的侵害而穿着的防护服，如图 3-3 所示。按照合理的方法使用防酸碱服可以延长工作服的使用寿命，同时避免工作服在使用中出现损坏，做到有效防护。

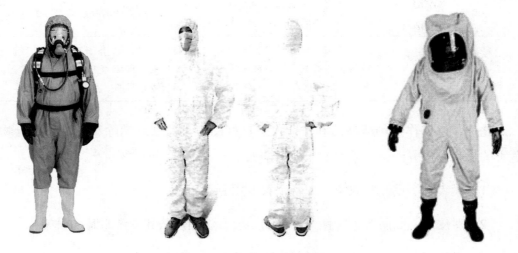

图 3-3　防酸碱工作服

使用防酸碱工作服时可参考以下基本步骤：

（1）先撑开服装的颈口、胸襟，两脚伸进裤子内，将裤子提至腰部，再将两臂伸进两袖，并将内袖口环套在拇指上。

（2）将上衣护胸布折叠后，拉过胸襟布盖严，然后将前胸大白扣掀牢。

（3）将腰带收紧后，将大白扣掀牢。

（4）戴好防护面具后再将头罩罩在头上，并将颈扣带的大白扣掀上。

（5）戴上手套，将内袖压上手套里。

学无止境

防酸碱工作服的使用注意事项：

1. 防酸碱工作服不得与火焰及熔化物直接接触。

2. 使用前必须认真检查服装有无破损，如有破损，严禁使用。

3. 使用防酸碱工作服时，必须注意头罩与面具的面罩紧密配合，颈扣带、胸部的大白扣必须扣紧，以保证颈部、胸部的气密性。腰带必须收紧，减少运动时的"风箱效应"。

4. 每次使用后，根据脏污情况用清水或 0.5% ～ 1% 的碳酸钠水溶液洗涤，然后用清水冲洗，放在阴凉通风处，晾干后熨烫包装。为保证防酸碱防护效果，强烈建议每次浸泡、洗涤时间尽可能短，并在洗涤后进行熨烫。

5. 折叠全密封防化服时，将头罩开口向上并铺于地面。折回头罩、颈扣带及两袖，再将服装纵折，左右重合，两靴尖朝外一侧，将手套放在中部，靴底相对卷成一卷，横向放入全密封防化服包装袋内。

6. 全密封防化服在保存期间严禁受热及阳光照射，不许接触活性化学物质及各种油类。

3. 耐酸碱鞋（靴）

耐酸碱鞋（靴）采用防水革、塑料、橡胶等为鞋的材料，配以耐酸碱鞋底并经模压、硫化或注压成形，主要作用是在脚部接触酸碱或溶液泼溅在足部时，保护足部不受伤害。根据材料的性质，耐酸碱鞋（靴）可分为耐酸碱皮鞋、耐酸碱塑料模压靴和耐酸碱胶靴 3 类。耐酸碱鞋（靴）的使用注意事项包括以下方面：

（1）耐酸碱鞋（靴）只能适用于一般浓度较低的酸碱作业场所，不能浸泡在酸碱液中进行长时间作业，以防酸碱溶液浸入皮鞋内腐蚀脚而造成伤害。

第3章 化学毒物危害及防护

（2）耐酸碱塑料鞋（靴）和胶鞋（靴），应避免因接触高温、锐器损伤靴面或靴底而引起渗漏、影响防护功能。

（3）耐酸碱塑料鞋（靴）和胶鞋（靴）穿用后，应用清水冲洗靴上的酸碱液体然后晾干，避免日光直接照射，以防塑料和橡胶老化脆变，影响使用寿命。

4. 防护手套

防护手套是手部进行操作时必不可少的防护用品，如图3-4所示。使用防护手套前应了解不同种类手套的防护作用和使用要求，切不可把一般场合用的手套当作专用防护手套使用。所有防护手套都应佩戴合适，避免手套指过长，被机械绞住或卷住，造成手部受伤。使用防护手套时的注意事项如下。

（1）使用甲醇时必须佩戴防毒乳胶或橡胶手套。

（2）加电解液或打开电瓶盖时要使用耐酸碱手套，注意防止电解液溅到衣物上或身体其他裸露部位。

（3）防护手套，特别是被凝析油、汽油、柴油等轻质油品浸湿的防护手套，使用完毕应及时清洗油污，禁止戴此类手套抽烟、点火、烤火等，以防被点燃。

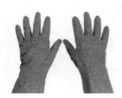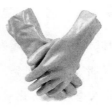

图3-4　防护手套

5. 防护眼镜

防护眼镜主要用于防御有刺激性或腐蚀性的溶液对眼睛的化学损伤。防护眼镜可选用普通平光镜片，其镜框应有遮盖，以防溶液溅入，使用注意事项包括：

（1）护目镜要选用经产品检验机构检验合格的产品。

（2）防护眼镜的宽窄和大小要适合使用者的脸型。

（3）双手摘镜，轻拿轻放，如果是暂时性放置，确保镜片凸面朝上放置。

（4）不戴眼镜时，应用眼镜布将其包好并放入眼镜盒，避免与防虫剂、洁厕用品、药品等腐蚀性物品接触，以免引起镜片和镜架劣化、变质、变色。

（5）如果镜片磨损粗糙和磨花，镜架变形、损坏、松紧不适合，螺钉松动，镜片容易松脱，应及时调换，建议定期到专业店进行整形调整。

（6）镀膜镜片清晰度高，不能接触有机溶剂、油、汗酸、高温和化学物品以及硬性物，以免损伤镜片膜层，影响清晰度及美观。

（7）建议不要使用已出现划痕、污点、裂纹等情况的防护眼镜的镜片，否则会因光线散色导致看东西不清楚，引起视力下降。

（8）眼镜不应在高温下（60 ℃以上）长期放置，以免导致镜片变形或表面的膜层出现裂纹而损伤镜片。

（9）金属镜架应避免接触化学物品，防止被镀层脱落变色。

（10）防止重摔重压眼镜，防止坚硬的物体摩擦镜片。

6. 防毒面具

按防护原理，防毒面具可分为过滤式和隔绝式。过滤式防毒面具，由面罩和滤毒罐（或过滤元件）组成；隔绝式防毒面具，由面具本身提供氧气，分储气式、储氧式和化学生氧式 3 种。如图 3-5 所示为多种防毒面具。

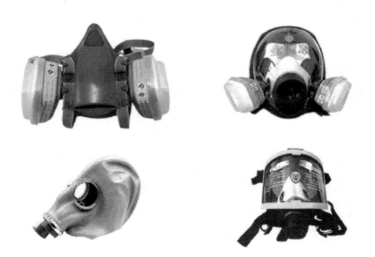

图 3-5　防毒面具

各种防毒面具的材质和结构不同，但都可以参照同样的使用方法使用，佩戴防毒面具前应进行充分检查，大致分为 5 个步骤：

（1）使用前需检查面具是否有裂痕、破口，确保面具与脸部贴合密合性；

第3章　化学毒物危害及防护

（2）检查呼气阀片有无变形、破损及裂缝；

（3）检查头带是否有弹性；

（4）检查滤毒盒座密封圈是否完好；

（5）检查滤毒盒是否在使用期内。

经检查无误后，便可按照要求佩戴防护面具。首先，用面具盖住口鼻，将头带框套拉至头顶；其次，用双手将下面的头带拉向颈后扣住。风干的面具应仔细检查连接部位及呼气阀、吸气阀的密合性，并将面具放于洁净的地方以便下次使用，清洗面具时不应用有机溶液清洗剂，否则会降低使用效果。

三、化学毒物危害急救要领

1. 急性中毒急救

化学毒物导致急性中毒指较短时间内（几秒乃至数小时）毒物大量侵入人体后突然引发的一系列病症。急性中毒病情发展很快，现场处理是对急性中毒者的第一步处理。急性中毒的现场处理步骤如下：

（1）切断毒源，包括关闭阀门、加盲板、停车、停止送气、堵塞"跑、冒、滴、漏"，使毒物不再继续侵入人体和扩散。

（2）搞清毒物种类、性质，采取相应的保护措施。既要抢救别人，又要保护自己，莽撞地闯入中毒现场只会造成更大损伤。

（3）尽快使患者脱离中毒现场后，松开领扣、腰带，使患者呼吸新鲜空气。若有毒物污染，迅速脱掉被污染的衣物，清水冲洗皮肤，同时注意保暖。

（4）发现呼吸困难或停止时，进行人工呼吸（氰化物类剧毒中毒者禁止）。有条件的立即吸氧或加压给氧，针刺人中、百会、十宣等穴位，注射呼吸兴奋剂等。

（5）对心脏骤停者，立即进行胸外心脏按压，心脏注射"三联针"。

（6）发生3人以上多人中毒事故，要注意分类：先重者后轻者，注意现场的抢救指挥，防止乱作一团。应尽快将危重者转送至医疗单位急救。

2. 中毒窒息急救

在生产作业中，若发现有作业人员中毒窒息，可按下列措施施救。

（1）加强全面通风或局部通风，用大量新鲜空气对中毒区的有毒有害气体浓度进行稀释冲淡，待有毒有害气体浓度降到容许浓度时，才可进入现场抢救。

（2）救护人员在进入毒气泄漏的缺氧危险区域前必须戴好正压供氧防毒面具、自救器等防护用品，必要时也应给中毒者戴上。迅速将中毒者从危险的环境转移到安全、通风的地方。若中毒者失去知觉，可将其放在毛毯上提拉，或抓住衣服并以头朝前的方式转移出去。

（3）尽快使患者脱离中毒现场后，松开领扣、腰带，使其呼吸新鲜空气。若有毒物污染，迅速脱掉被污染的衣物，清水冲洗皮肤，同时注意保暖。

（4）如果是一氧化碳中毒，中毒者还没有停止呼吸，则应立即松开中毒者的领口、腰带，使中毒者能够顺畅地呼吸新鲜空气；如果呼吸已停止但心脏还在跳动，则应立即进行人工呼吸，同时针刺人中穴；若心脏跳动也停止了，应迅速进行胸外心脏按压，同时进行人工呼吸，如图3-6所示。

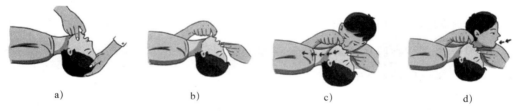

图3-6　人工呼吸

a）第一步：头部后仰　b）第二步：捏鼻掰嘴　c）第三步：贴紧吹气　d）第四步：放松换气

（5）如果是二氧化碳窒息，并且情况不太严重时，可将窒息者移到空气新鲜的场所稍做休息；若窒息时间较长，需要进行人工呼吸抢救。

（6）如果毒物污染了眼部和皮肤，应立即用水冲洗；对于口服毒物的中毒者，应设法催吐，简单有效的办法是用手指刺激舌根；若误服腐蚀性毒物，可口服牛奶、蛋清、植物油等对消化道进行保护。

（7）救护中，抢救人员一定要沉着冷静，动作要迅速。对任何处于昏迷状态的中毒人员，必须尽快将其送往医院进行急救。

3. 化学灼烧伤急救

化学灼烧伤的特点是某些化学物质在接触人体后，除立即造成损伤外，还可继续侵入或被吸收，导致进行性局部损害或全身性中毒。化学烧伤的损害程度，

第3章　化学毒物危害及防护

与化学品的性质、剂量、浓度、物理状态、接触时间和接触面积的大小，以及当时的急救措施等有着密切的关系。处理时应了解致伤物质的性质，方能采取相应的措施。常见的化学烧伤有生石灰烧伤、磷烧伤及强酸碱烧伤。

（1）生石灰烧伤。迅速清除石灰颗粒，用大量流动的、洁净的冷水冲洗至少10 min 以上，尤其是眼内烧伤更应彻底冲洗。切忌用水浸泡受伤部位，防止生石灰遇水产生大量热量而加重烧伤。

（2）磷烧伤。迅速清除磷以后，用大量流动的、洁净的冷水冲洗至少10 min 以上；然后用5%的碳酸氢钠或食用苏打水湿敷创面，使创面与空气隔绝，防止磷在空气中氧化燃烧而加重烧伤。

（3）强酸烧伤。强酸包括硫酸、盐酸、硝酸。皮肤被强酸烧伤应立即用大量清水冲洗至少10 min，同时立即脱掉被污染的衣服。还可用4%的碳酸氢钠或2%的食用苏打水冲洗中和。若眼部烧伤，首先采取简易的冲洗方法，即用手将伤者眼部撑开，把面部浸入清水中，将头轻轻摇动。冲洗时间不少于20 min。切忌用手或手帕揉擦眼睛，以免增加创伤。如发生强酸吸入性烧伤，可出现咳血性泡沫痰、胸闷、流泪、呼吸困难、肺水肿等症状。此时，要注意保持呼吸道畅通，可吸入2% ~ 4%的雾化碳酸氢钠。

（4）强碱烧伤。强碱包括氢氧化钠、氢氧化钾等。皮肤被强碱烧伤应立即用大量清水彻底冲洗创面，直到皂样物质消失为止；也可用食醋或2%的醋酸冲洗中和或湿敷。发生眼部烧伤至少应用清水冲洗20 min 以上。严禁用酸性物质冲洗眼部。

即学即用

1. 在你所处的工作环境中，已经采取的化学毒物危害防护措施有哪些？

2. 根据你所处的作业环境特点，请补充还可以采取的化学毒物危害防护措施。

3. 针对你所处的工作环境，试列出应当配备的化学毒物危害防护用品。

4. 当你所在作业环境出现化学中毒或烧伤时，应该怎样处理？

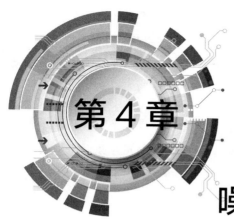

第4章

噪声与振动危害及防护

4.1 噪声与振动危害识别

学习目标

1. 理解生产性噪声与生产性振动的基本概念。

2. 了解生产性噪声和生产性振动的分类及常见场景。

3. 掌握噪声与振动对人体造成的危害以及影响因素。

一目了然

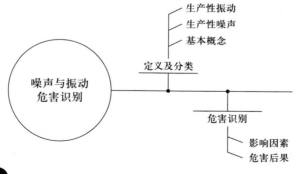

开卷有益

噪声与振动广泛存在于生产生活中，在工业领域尤其以生产性噪声和生产性振动

第4章 噪声与振动危害及防护

为代表。许多行业存在设备多、噪声强度大、振动危害严重、防护设备不足、职业暴露人群多的特点，导致相关职业病的发病率逐年递增。噪声和振动对人体的听觉系统、神经系统等造成危害，极大影响从业人员的健康，严重时可导致职业性噪声聋和振动病。

如今，职业性噪声聋和振动病已列入我国重点职业病，但用人单位和从业人员对噪声与振动危害的关注还存在着不足。因此，有必要深入了解噪声与振动造成的危害以及影响因素，这对于用人单位和从业人员防护噪声与振动的危害具有至关重要的作用。

一、噪声与振动及其分类

1. 基本概念

（1）声音及声强。物体振动后，振动能在弹性介质中以波的形式向外传播，传到人耳引起的音响感觉称为声音。

声强即声音的强度，为单位时间内声波作用在与其传递方向垂直的单位面积上的能量。典型场景的声强级如图 4-1 所示，声强级以分贝（dB）为单位。

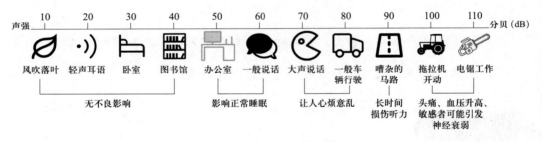

图 4-1　典型场景声强级

（2）频率。物体每秒振动的次数称为频率，单位是赫兹（Hz）。人耳能够感受到的声音频率为 20 ~ 20 000 Hz，称为声波。

2. 噪声与振动

（1）噪声。噪声是指干扰人们休息、学习和工作的声音，即不需要的声音。当噪声对人及其周围环境造成不良影响时，就形成噪声污染。许多生产劳动过程中都存在噪声，噪声按照不同的分类标准有不同分类结果，按照场景分类见表 4-1。

表4-1　噪声按场景分类

类别	主要来源
交通噪声	包括机动车辆、船舶、地铁、火车、飞机等发出的噪声
工业噪声	工厂的各种设备产生的噪声。工业噪声的声级一般较高，对劳动工人及周围居民带来较大的影响
建筑噪声	主要来源于建筑机械发出的噪声。建筑噪声强度较大，且多发生在人口密集地区，严重影响居民的休息与生活
社会噪声	包括人们的社会活动和家用电器、音响设备发出的噪声

（2）振动。振动是自然界中一种普遍的运动形式，其原理广泛应用于音乐、建筑、医疗、制造、探测等行业。机器产生振动的根本原因在于存在一个或几个力的激励，不同性质的力激起不同的振动类型。据此，可以将机械振动分为3种类型，见表4-2。工作场所中因机械故障而产生的振动，多属于受迫振动和自激振动。

表4-2　机械振动的类型

类别	具体描述
自由振动	给系统一定的能量后，系统所产生的振动。如钢琴的发声，每一根钢条都是自由振动
受迫振动	元件或系统的振动是由周期变化的外力作用所引起的，如扬声器纸盆的振动，录音机和耳机中膜片的振动
自激振动	在没有外力作用下，只是由于系统自身的原因所产生的激励而引起的振动，如油膜振荡、喘振等

3. 生产性噪声

生产性噪声是指生产过程中产生的声音，频率和强度没有规律，听起来使人感到厌烦。生产性噪声除了对一般人群产生影响外，更是对工矿企业、机械制造业等行业的劳动者产生影响，造成职业危害。常见的工业场所噪声源见表4-3。

表4-3　常见的工业场所噪声源

工业场所	噪声源
工矿企业	鼓风机、空气压缩机、内燃机、电动机、织布机、冲天炉、轧钢机、电锯、冲床与锅炉等压力容器的排气放空管道噪声
机械制造业	冷加工制造车间、铸造车间、金属结构车间，包括重型机器、矿山机器、机床、锅炉、拖拉机、汽车和轴承制造行业

第4章　噪声与振动危害及防护

工业场所	噪声源
鞋厂	裁断机、打磨机、打粗机等
家具厂	电锯、机床等
制衣厂	织机、裁床机等
塑料厂	冲压机等
五金厂	冲压机、机床、打磨机、抛光机等
纺织行业	清花、梳棉、粗纱、细纱、织造等工序
水泥生产行业	水泥球磨、立磨、余热发电设备等

生产性噪声的分类方法有很多种，按照噪声产生来源通常分为3种。

（1）机械性噪声。机械的撞击、摩擦所产生的噪声为机械性噪声，如机床、纺织机、电锯、球磨机等发出的声音。

（2）流体动力性噪声。包括由湍流边界层所产生的湍流噪声、水动力空化噪声和船艏波与船艉波破碎产生的噪声、循环水出入口处产生的噪声。

（3）电磁性噪声。由电机中交变力相互作用而产生的声音为电磁性噪声，如工作场所中发电机、变压器等发出的嗡嗡声。

4. 生产性振动

生产性振动是指由生产和工作设备产生的振动。在工作场所中产生振动的原因主要有不平衡物体的转动、旋转物体的扭动和弯曲、活塞运动、物体的冲击、物体的摩擦、空气冲击波等。常见的工业场所的振动源见表4-4。

表4-4　常见的工业场所的振动源

工业场所	振动源
机械制造业	锻造机、冲床、切断机、压缩机、振动铣床、振动筛、送风机、振动传送带、印刷机等产生振动的机械
运输业	内燃机车、拖拉机、汽车、摩托车、飞机、船舶等
农业	收割机、脱粒机、除草机等
矿山行业	风动工具：如凿岩机、风铲、风锤、风镐、风钻、打桩机等
	电动工具：如链锯、电钻、电锯、振动破碎机等
	高速旋转机械：如砂轮机、抛光机、手持研磨机、钻孔机等

根据振动作用于人体的部位和传导方式，生产振动可分为手传振动和全身振动。

（1）手传振动。其是指手部接触振动工具、机械或加工部件，振动通过手臂传导至全身。工矿企业、机械制造业等领域劳动者常见的手传振动作业包括：使用风动工具、电动工具和高速旋转工具。

（2）全身振动。其是指工作地点或座椅的振动，人体足部或臀部接触振动，通过下肢或躯干传导至全身，如驾驶拖拉机、收割机、汽车、火车、船舶和飞机等；在作业台如钻井平台、振动筛操作台、采矿船上的作业等。

二、常见噪声与振动危害的识别

1. 噪声对人体作用的影响因素

噪声对人体作用的影响因素有很多，如图 4-2 所示。

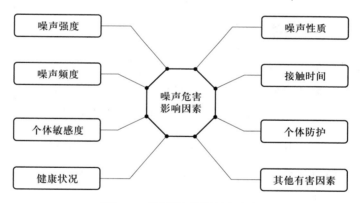

图 4-2　噪声危害的影响因素

（1）噪声强度大小是影响听力的主要因素。强度越大，听力损伤出现得越早、损伤越严重、受损伤的人数越多。一般来说，噪声强度大、频率高则危害大。

（2）职业接触噪声的时间越长，听力损伤越重、损伤率越高，缩短接触时间可以减轻噪声的危害。

（3）强度相同条件下，以高频为主的噪声（如切割金属的噪声）比以低频为主的噪声（如发动机声）危害大，窄频带噪声（如电动机的通风噪声）比宽频带噪声（如变压器噪声）危害大。

（4）脉冲噪声比稳态噪声危害大。声强级相同时，接触脉冲噪声的劳动者耳

第4章　噪声与振动危害及防护

聋、高血压及中枢神经系统调节功能异常改变的检出率均较接触稳态噪声的高。

（5）振动、高温、寒冷或有毒物质共同存在时，会加大噪声的不良作用，对听觉系统和心血管系统方面的影响更为明显。

（6）相同条件下，对噪声敏感的个体或患病人员，特别是患耳病者受到噪声的危害程度会加重。

（7）有无防护设备、是否正确使用个体防护用品与噪声危害有直接关系。

2. 噪声对人体的危害

生产性噪声对作业人员机体的影响是全身性的，对听觉系统、中枢神经系统、心血管系统、消化系统、内分泌系统均存在不同程度的危害，长期接触比较强烈的噪声可能引起病理性改变。

（1）听觉系统。长期接触较强烈噪声引起听觉器官损伤，一般从暂时性听阈位移逐渐发展为永久性听阈位移，导致职业性噪声聋。早期表现为听觉疲劳，随着病情加重出现语言听力障碍，久之难以恢复，终致感音神经性耳聋。

（2）中枢神经系统。受噪声影响的劳动者可出现头痛头昏、耳鸣、易疲倦及睡眠不良等表现，受强声刺激还可能引发呼吸和脉搏加快、血压升高、发冷出汗、心律不齐、食欲不振等，且影响记忆力、思考力、学习能力。

（3）心血管系统。随噪声作用时间的延长，使人产生心动过速、心律不齐、血管痉挛、血压波动等症状，血压变化在早期表现为不稳定，长期接触较强的噪声会引起血压持续升高。

（4）消化系统。强噪声会造成机体消化机能减退，胃功能紊乱、胃酸减少、食欲不振等，导致胃病的发病率增高；还可能引起脂肪代谢障碍，血胆固醇升高。

（5）内分泌系统。强噪声会使劳动者出现甲状腺机能亢进，肾上腺皮质功能增强、基础代谢率升高、性机能紊乱、女性月经失调等，并使免疫系统功能紊乱，容易受病原微生物感染，引发皮肤病或其他疾病，甚至癌症。

案例剖析

案例一：某电焊工常年在充斥着各种机械声、切割声的作业车间里工作，总是觉得听到的声音越来越小。不仅如此，就算近距离说话，他也总觉得声音是断断续续的，总要别人重复几遍才能听清楚，后经医院诊断为噪声性耳聋。

案例二：某钢厂工人工作9年，因工作现场噪声大，出现了噪声性耳聋症状，由于不重视，没有及时采取治疗和防护措施，导致其噪声性耳聋转变为神经性耳聋。由于长时间在强烈的噪声环境下工作，听神经细胞在噪声的刺激下，发生病理性损害及退行性改变，致使暂时性听力下降变为永久性听力下降。

两个案例都充分说明了在生产过程中长时间接触噪声会对作业人员的身体健康造成影响，严重时可致职业性噪声聋。

学无止境

职业性噪声聋诊断标准

1.诊断原则：根据明确的职业噪声接触史，有自觉的听力损失或耳鸣的症状，纯音测听为感音性聋，结合历年职业健康检查资料和现场卫生学调查，并排除其他原因所致听觉损害，方可诊断。

2.观察对象：双耳高频（3 000 Hz，4 000 Hz，6 000 Hz）平均听阈≥40 dB（HL）。

3.诊断及诊断分级：连续噪声作业工龄3年以上，纯音测听为感音神经性聋，听力损失呈高频下降型，根据较好耳语频（500 Hz，1 000 Hz，2 000 Hz）平均听阈作出诊断分级。

（1）轻度噪声聋。26～40 dB（HL）。

（2）中度噪声聋。41～55 dB（HL）。

（3）重度噪声聋。≥56 dB（HL）。

职业性噪声聋的处理原则

1.观察对象不需要调离噪声工作场所，但同时患有耳鸣者例外。

2.轻度、中度及重度噪声聋患者均应调离噪声作业场所，需要进行劳动能力鉴定者，按《工伤与职业病鉴定标准》相关规定处理。

第4章 噪声与振动危害及防护

3. 重度噪声聋患者应配戴助听器。

4. 对噪声敏感者（上岗前体检听力正常，在噪声环境下作业 1 年，高频段 3 000 Hz、4 000 Hz、6 000 Hz 任一频率，任一耳听阈 ≥ 65 dB）应调离噪声工作场所。

3. 振动对人体作用的影响因素

振动对人体作用的影响因素有很多，如图 4-3 所示。

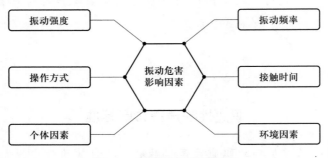

图 4-3　振动危害影响因素

（1）振动的频率和强度。振动的频率一定时，强度越大，造成的危害越大。

（2）接触振动的强度和时间。随振动强度的增强、接触时间的延长，导致的手臂振动病的患病率增加、严重程度加重。

（3）气温、噪声等环境因素。环境温度是影响振动危害的重要因素，手臂振动病的发病和流行多在寒冷地区和寒冷季节。

（4）操作方式和个体因素。劳动负荷、工作体位、技术熟练程度、加工部件的硬度等均能影响机体的负荷和静态紧张程度。人体对振动的敏感程度与作业时的体位及姿势有很大关系，如立位时对垂直振动比较敏感，卧位时则对水平振动比较敏感。此外，劳动者的性别、年龄、个人习惯、体质好坏、操作熟练程度等差异因素同样也有一定的影响。

4. 振动对人体的危害

全身振动和局部振动都会损害人体健康，全身振动的影响面广，而局部振动的危害程度大。

（1）全身振动。强烈的振动能够造成劳动者的骨骼、肌肉、关节及韧带等部位的损伤。当振动频率和人体内脏的固有频率接近时，可能对内脏造成直接伤害。

此外，振动还会造成血压改变、心率变化、消化能力下降、胃下垂、脸色苍白、恶心呕吐、头痛头晕、食欲不振、呼吸快且浅等症状。

（2）局部振动。局部振动对劳动者的影响一般首先表现为末梢神经功能障碍，最典型的是振动性白指。此外，还会造成手、腕、肘、肩关节等自发疼痛和运动疼痛现象，还可能引起心血管、消化等系统的功能失调和病变。

案例剖析

某高尔夫球用品厂30多人同时被确诊为职业性手臂振动病，工人为研磨车间打磨工，每天的主要工作就是打磨高尔夫球杆。由于工作环境振动因素影响严重，且不重视防护，长此以往，工人们逐渐发现自身出现白指症状，且有自发疼痛和运动疼痛等情况，经检查确诊为职业性手臂振动病，属于职业病。

这一案例说明了在生产中长期接触振动危害因素，若不注重防护的话，会对身体造成危害，严重时引发职业性手臂振动病。

学无止境

手臂振动病的诊断检查

1. 轻度手臂振动病

具有下列表现之一者：（1）白指发作累及手指的指尖部位，未超出远端指节的范围，遇冷时偶尔发作；（2）手部痛觉、振动觉明显减退或手指关节肿胀、变形，经神经 - 肌电图检查，出现神经传导速度减慢或远端潜伏时延长。

2. 中度手臂振动病

具有下列表现之一者：（1）白指发作累及手指的远端指节和中间指节（偶见近端指节），常在冬季发作；（2）手部肌肉轻度萎缩，神经 - 肌电图检查出现神经源性损害。

3. 重度手臂振动病

具有下列表现之一者：（1）白指发作累及多数手指的所有指节，甚至累及全手，经常发作，严重者可出现指端坏疽；（2）手部肌肉明显萎缩或出现"鹰爪样"手部畸形，严重影响手部功能。

第4章 噪声与振动危害及防护

手臂振动病的处理原则

1. 治疗原则

根据病情进行综合性治疗。应用扩张血管及营养神经的药物治疗，可结合中医药治疗，采用物理疗法、运动疗法等。必要时进行外科治疗。加强个人防护，注意手部和全身保暖。

2. 其他处理

观察对象一般不需调离振动作业，但应每年复查一次，密切观察病情变化。轻度手臂振动病患者应调离接触手臂振动的作业，接受适当治疗，并根据情况接受其他工作安排。中度手臂振动病患者和重度手臂振动病患者必须调离振动作业，积极接受治疗，并可参照相关标准参加劳动能力鉴定。

即学即用

1. 你属于哪个工种？你所处的工作环境中是否存在着噪声或者振动危害？

2. 根据本节知识，请识别你的工作环境中存在哪些噪声和振动危害因素。

3. 你的工作中有受到噪声和振动危害的人群吗？主要症状有哪些？

4.2　噪声与振动危害防护

学习目标

1. 理解噪声与振动对人体造成危害的途径。

2. 掌握噪声与振动危害的主要防治措施。

3. 能正确选用噪声与振动危害的防护用具，并掌握使用时的注意事项。

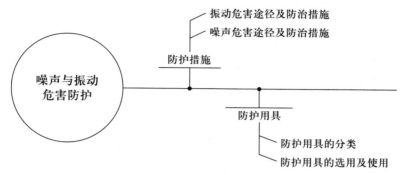

振动危害途径及防治措施
噪声危害途径及防治措施
防护措施
噪声与振动
危害防护
防护用具
防护用具的分类
防护用具的选用及使用

开卷有益

针对生产性噪声与振动对相关从业人员健康造成的危害，需要了解噪声与振动对人体造成危害的途径以及防治危害的主要措施，以有效控制干预。

重视噪声与振动的危害，减少噪声与振动对相关从业人员职业健康的危害，需要学会采取适当的措施对噪声及振动危害进行防治。根据相应的选择原则与各种防护用具的特点，以及工业场所的具体情况，选用合适的防护用具，从工业场所及个体防护两个角度保障和提升从业人员的职业健康。

一、噪声与振动危害的防护措施

1. 噪声传播的主要方式

噪声有低频与高频之分，以及传播方式及特性不同。高频噪声随着距离或遭遇障碍物而迅速衰减；而低频噪声却递减很慢，声波又较长，能轻易穿越障碍物，长距离奔袭直入人耳。噪声传播的方式主要有 3 种：空气传声、固体传声和驻波。

（1）空气传声。声波最基本的传播方式是空气传播，空气载噪声即外界噪声通过空气传播进入室内的噪声。因此，房间严格密封对于隔绝空气噪声是非常必要的。

（2）固体传声。又称结构传声，声音通过固体机械振动传播，空气传声效率很低并且难以带动固体振动，所以固体载噪声主要产生于振动源接触固体介质表面。固体传声的损失比空气传声小，可以传播非常远的距离而没有大的能量损耗。

（3）驻波。低频噪声在传播过程中经过多次反射形成驻波，低频噪声在波腹

第4章　噪声与振动危害及防护

中的振幅最强，对人的健康危害最严重。

2. 防治噪声危害的主要措施

根据噪声对人体造成危害的途径，可采取的噪声防治措施如下。

（1）控制噪声源。主要分为降低声源噪声和合理空间布局两种途径。选用低噪声的生产设备和改进生产工艺，或者改变噪声源的运动方式，尽量减少机器零部件的撞击和摩擦，减少机器的振动，这是控制噪声的根本途径。设计工作场所时，合理配置声源，将噪声强度不同的机器分开放置；或在生产工艺过程允许的情况下，可将噪声源移至车间外或更远的地方，以利于减少噪声危害。

（2）控制噪声的传播。主要有吸声、隔声、消声3种方法，如图4-4所示。对于室内噪声源，将吸声材料装饰在房间的表面上，或者在空间悬挂吸声体，以降低噪声。典型的隔声设备有隔声罩、隔声间和隔声屏，把发声的机器或需要安静的场所，封闭在一个小的空间内，使其与周围环境隔离，起到降低噪声的效果。消声器是一种允许气流通过而阻止或减弱声音传播的装置，是降低空气动力性噪声的主要技术措施，一般安装在风机进口和排气管道上，用来削弱声能。

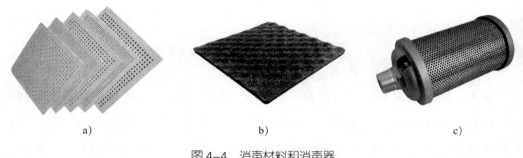

a) b) c)

图4-4　消声材料和消声器

a) 吸声材料　b) 隔声材料　c) 消声器

（3）制定职业接触限值。在生产中要想完全消除噪声，既不经济，也不可能。因此，制定合理的卫生标准，将噪声强度限制在一定范围内，是防止噪声危害的主要措施之一。

（4）个体防护。在高噪声环境下工作时，需要佩戴个体防护用品。最常用的个体防护用品是耳塞、耳罩、帽盔等。在某些特殊环境下工作，可将耳塞和耳罩合用。

（5）健康监护。接触噪声的劳动者应定期接受健康检查，特别是听力检查，观察听力变化情况，以便早期发现听力损伤，及时采取有效的防护措施。凡有听觉系统疾患、中枢神经系统和心血管系统器质性疾患或自主神经功能失调者，不宜从事噪声作业。

（6）合理安排劳动和休息。对从事噪声作业的劳动者，可适当安排工间休息，休息时应脱离噪声环境，使听觉疲劳得以恢复。

学无止境

噪声职业接触限值

1. A计权声压级（A声级）

即采用A计权网络的声级计测得的声压级。声压的平方与声强成正比，所以可将声强级转换成声压级。

2. 等效连续A计权声压级（等效声级）

在规定的时间内，某一连续稳态噪声的A计权声压，具有与时变的噪声相同的均方A计权声压，即具有相同平方的平均值，则这一连续稳态声的声级就是此时变噪声的等效声级，单位用dB（A）表示。

3. 我国《工业场所有害因素职业接触限值第2部分：物理因素》规定

噪声职业接触限值为每周工作5天，每天工作8 h，稳态噪声限值为85 dB（A），非稳态噪声等效声级的限值为85 dB（A）；每周工作5天，每天工作时间不等于8 h，需计算8 h等效声级，限值为85 dB（A）；每周工作不是5天，需计算40 h等效声级，限值为85 dB（A），见表4-5。

脉冲噪声工作场所的噪声声压级峰值和脉冲次数不应超过表4-6的规定。

表4-5　工作场所噪声职业接触限值

接触时间	接触限值[dB（A）]	备注
5 d/w，=8 h/d	85	非稳态噪声计算8 h等效声级
5 d/w，≠8 h/d	85	计算8 h等效声级
≠5 d/w	85	计算40 h等效声级

第4章　噪声与振动危害及防护

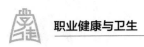

表 4-6　工作场所脉冲噪声职业接触限值

工作日接触脉冲次数	声压级峰值［dB（A）］
$n \leqslant 100$	140
$100 < n \leqslant 1\,000$	130
$1\,000 < n \leqslant 10\,000$	120

3. 振动对人体造成危害的途径

振动不会局限于某个特定的感受器官，全身各处都可以感受到。

（1）全身振动。通过支撑表面传递到整个人体上的机械振动（例如通过站立时的脚部，坐姿时的臀部，斜躺时的支撑部位）。通常发生在运载工具上、振动着的建筑物内及运转中机械的附近区域等。

（2）局部振动。加在人体的某些部位（如头部或四肢）并且只传递到人体某些部位的振动称为局部振动。例如通过振动着的手柄、踏板、头枕等传递。

（3）间接振动。虽未直接作用在人体上，但却能对人体造成影响的振动。

（4）共振。共振是振动的一种特殊状态，当扰动激励力的振动频率与设备的固有频率一致时，就会引起响应，使设备的振动更加厉害，引起放大作用，其放大倍数可达几倍到几十倍。

4. 防治振动危害的主要措施

防治振动危害的主要措施主要有以下几种。

（1）控制振动源。改革生产工艺过程，通过阻尼、减振、隔振、隔冲等措施，减轻或消除振动源的振动，是预防振动职业危害的根本措施，常见隔振元件如图 4-5 所示。

（2）限制作业时间和振动强度。通过研制和实施振动作业的卫生标准，限制接触振动的强度和时间，可有效保护劳动者的健康，是预防振动危害的重要措施。

（3）改善作业环境。控制作业环境中的噪声、毒物、温度、湿度等因素，对预防振动危害有一定作用。加强作业过程或作业环境中的防寒、保暖措施，振动工具的手柄温度如能保持在 40 ℃，对预防振动性白指的发生具有较好的效果。

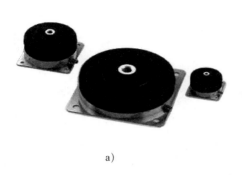
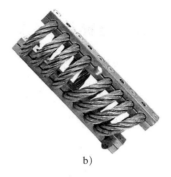

a)   b)

图 4-5　隔振元件和隔振器

a）隔振元件　b）隔振器

（4）个体防护。合理配置和使用个体防护用品，如防振手套、防振鞋、减振座椅等，可以减轻振动的危害。

（5）加强健康监护和日常卫生保健。加强健康管理和宣传教育，定期监测振动工具的振动强度，结合卫生标准，合理安排作业时间；依法对振动作业劳动者进行就业前和定期健康检查，实施三级预防，早期发现，及时处理患病个体。

学无止境

振动职业接触限值

1. 日接振时间

工作日中使用手持振动工具或接触受振工件的累积接振时间，单位为小时（h）。

2. 频率计权振动加速度

按不同频率振动的人体生理效应规律计权后的振动加速度，单位为 m/s^2。

3. 4 h 等能量频率计权振动加速度

日接振时间不足或超过 4 h 时，换算为相当于接振 4 h 的频率计权振动加速度。

4. 卫生要求

手传振动 4 h 等能量频率计权振动加速度限值为 5 m/s^2。

第4章　噪声与振动危害及防护

二、噪声与振动危害防护用品的使用方法

1.噪声防护用具的分类

工作现场、广场等公共场所多用噪声测试仪进行噪声检测。噪声测试仪器主要有：声级计、频谱分析器、声强分析仪、噪声级分析仪等，最基本、最常用的是声级计和频谱分析器。常见的个人听觉器官防护用品被称为护听器，能够预防噪声危害。当作业现场噪声水平超过职业健康卫生规定的限值时，为预防噪声聋等由噪声引起的职业危害，应选择包括耳塞、耳罩、帽盔等护耳器。噪声防护用具如图4-6所示。

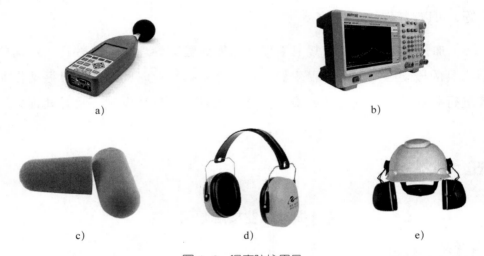

图4-6　噪声防护用具

a）声级计　b）频谱分析仪　c）耳塞　d）耳罩　e）帽盔

一些常见护耳器及其分类见表4-7。

表4-7　常见护耳器及分类

护耳器	分类		说明
耳塞	按材质	硅胶耳塞	耳塞是一种用来保护听觉免受噪声过度刺激的个体防护用品。防噪声耳塞一般在插入耳道后与外耳道紧密接触，以隔绝声音进入中耳和内耳，并达到隔音的目的
		海绵类耳塞	
		蜡制耳塞	
	按使用方法	慢回弹耳塞	
		预成型耳塞	

续表

护耳器	分类	说明
耳罩	头戴式耳罩	防护耳罩，又称防噪声耳罩，主要的作用为保护劳动者听力免受或者降低噪声伤害。耳罩是用隔声的罩子将外耳罩住，并用有适当夹紧力的头带或颈带将其固定在头上的
	挂帽盔式耳罩	
	颈戴式耳罩	
帽盔	软式防噪声帽	帽盔可把大部分头部保护起来，以防强烈噪声经骨传导而达内耳，加上耳罩可使防噪效果更好
	硬式防噪声帽	

2. 噪声防护用具的使用方法

（1）耳塞的佩戴方法。佩戴之前，务必清洗双手。首先将耳塞搓成长条状，搓得越细越容易佩戴。其次拉起上耳角，将耳塞的三分之二塞入耳道中。然后按住耳塞约 20 s，直至耳塞膨胀并堵住耳道。用完后取出耳塞时，将耳塞轻轻地旋转拉出。

佩戴好后，做气密性检查：进入噪声环境，用双手手掌盖住双耳，感觉外面的噪声，然后将双手移开。若前后听到的噪声水平相同，说明密合良好。

（2）耳罩的佩戴方法。首先需要将耳罩杯的耳带拉至最长，跨过头部，拨开两耳侧的头发，将两罩杯扣在双耳外，使得耳罩的密封垫圈可以与双耳的周边紧密贴合。然后用一只手按住头带，使得头带圆弧的顶点与头顶贴合，用另外一只手上下调整耳罩杯的位置，使得罩杯与头部可以舒适地、紧密地贴合。确保头带佩戴在头顶正上方。

（3）帽盔的使用方法。戴帽盔前应先将帽后调整带按自己的头型大小调整到合适的位置，然后将帽内弹性带系牢，不要把帽盔前后方向戴反；帽盔的下颌带必须扣在颌下并系牢，松紧要适度。帽盔在使用中会逐渐损坏，所以要定期检查是否有龟裂、下凹、裂痕和磨损等情况，发现异常现象要立即更换，不能再继续使用。任何受过重击、有裂痕的帽盔，不论有无损坏现象，均应报废。

3. 噪声防护用具的选用

（1）护耳器的选择原则。选择护耳器之前首先要评价作业场所的噪声水平，确定需要护耳器的单值噪声降低值，并根据作业场所和使用者的需求特点，选择具体的式样。其选择原则应包括安全与健康原则、适用原则、舒适原则。

第 4 章　噪声与振动危害及防护

plain

（2）护耳器的选用指标。根据对护耳器的评判，标准护耳器的选用指标应包括护耳器降噪值、舒适感、刺激性、方便性和耐用性。确保佩戴护耳器后的实际噪声水平不能高于卫生标准，使用护耳器后的实际接触噪声为 75 ~ 80 dB 的效果为最佳；佩戴护耳器应舒适、无刺激、不会引起过敏，且容易佩戴、适应性强、耐用等。

（3）护耳器的优缺点比较。除上述护耳器的选用指标外，还要考虑作业特点和使用者的特殊要求。《工业企业职工听力保护规范》规定，应向工人提供 3 种式样的护耳器以供选择。选择之前，应了解各类护耳器的不同特点，表 4-8 列出了耳塞、耳罩和帽盔的优缺点。

表 4-8　各种护耳器的优缺点比较

分类	优点	缺点
耳塞	● 体积小，容易携带及存放 ● 在热的环境中比耳罩舒适 ● 不妨碍其他任何安全用具 ● 价格便宜	◇ 容易遗失 ◇ 容易受外界影响而移动佩戴位置 ◇ 佩戴方法比耳罩稍微复杂 ◇ 佩戴时必须洗净双手 ◇ 外形小，远距离监察比较困难 ◇ 在有患耳感染性疾病时不适用
耳罩	● 佩戴方法简单 ● 易取得舒适效果 ● 容易远距离监察 ● 佩戴位置比较稳定	◇ 体积大，有一定重量 ◇ 夏天佩戴比较热 ◇ 可能妨碍其他安全用具，如安全帽、防护眼镜等 ◇ 较为昂贵
帽盔	● 佩戴方法简单 ● 易取得舒适效果 ● 容易远距离监察 ● 佩戴位置比较稳定 ● 能够防止骨传声噪声损伤及冲击物的冲击损伤	◇ 体积大，有一定重量 ◇ 夏天佩戴比较热 ◇ 可能妨碍其他安全用具，如耳罩、防护眼镜等 ◇ 较为昂贵 ◇ 对于空气传声和驻波的防治效果较差

（4）护耳器的使用及注意事项。使用护耳器时应注意：佩戴护耳器后，使用者往往会感"异样"，需要一段时间适应。佩戴时间不足是导致防护失效的一个重要原因，因此需要坚持佩戴，才能获得较好的防护水平。各种防噪声用具都有适用范围，选用时应认真按照说明书使用，以达到最佳防护效果。对噪声强度是 110 dB 的中频噪声，只用耳塞即可；对 140 dB 的噪声，即使是低频，也宜耳塞和

耳罩并用，或戴帽盔。

4. 振动防护用具分类及使用

常用的振动防护用具主要有防振手套和防振鞋等，如图 4-7 所示。

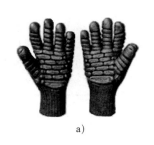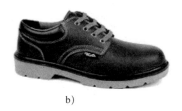

a)　　　　　　　　　　　　　　b)

图 4-7　振动防护用品
a）防振手套　b）防振鞋

（1）防振手套。防振手套是以纱手套和革制手套为基础的，其在手套掌部加一定厚度的泡沫塑料、乳胶以及空气夹层合成橡胶或泡沫橡片来吸收振动。防振手套通常为 3 层结构手套，内外层为皮或柔软舒适的合成纤维，中间夹层为硅胶或其他能有效吸收振动的高聚物。对于不同工种的不同危害程度，应该选用不同的手套材质。

振动防护手套的类型有许多，主要是以振动防护的工艺为标准进行分类，主要分为橡胶管方式、海绵方式、气眼方式、气眼与海绵共享的方式、装入空气的方式、用圆形橡胶材料做缓冲的方式、棉罩手套。

在使用防振手套时，应注意要选择大一号的且稍宽松的手套；当手套的手掌部分磨断、破损或漏出防振材料时，则应更换新产品。

（2）防振鞋。防止全身受振的用具是防振鞋，其可以减轻人在站立时所受到的全身振动。防振鞋内有由微孔橡胶做成的鞋垫，鞋后跟部分可用较软的橡胶制作，以利用其弹性使全身减振。防振鞋可以做成套鞋的形式，应能系紧在普通鞋上。其鞋底不宜太厚、太硬，否则不适于穿用，而且减振效果不佳。

5. 振动防护用具的选用

（1）振动防护用具的选择原则。选择振动防护用具之前首先要评价作业场所的振动危害水平，然后确定振动场所减振防护情况，并根据作业场所和使用者的需求特点选择振动防护用具的具体式样。其选择原则应包括安全与健康原则、适用原则、舒适原则。

（2）振动防护用具的优缺点比较。防振手套和防振鞋的优缺点比较见表4-9。

表4-9　防振手套和防振鞋的优缺点

振动防护用具	优点	缺点
防振手套	● 能防护局部振动危害 ● 价格便宜	◇ 对全身振动危害的防护效果有限 ◇ 使用部分仪器时不能佩戴手套 ◇ 磨损较快，需要及时更换
防振鞋	● 能防护全身振动危害 ● 具有绝缘、防滑、防砸等特点，能防护多种工业危害	◇ 无法防护手部振动危害 ◇ 价格较为昂贵

根据振动防护用具的选择原则，结合工业场所实际情况，合理选择使用振动防护用具。

即学即用

1.针对你所处工作环境存在的噪声和振动危害，你所在单位采取了哪些防护措施？是否充足？

2.针对你所处工作环境存在的噪声和振动危害，你认为还应该采取哪些防护措施？

3.针对你所处工作环境存在的噪声和振动危害，你认为应该采用哪些防护用具？请说明理由。

4.在日常生产作业中，你是否正确选用和佩戴防护用具？选用防护用具时应注意哪些事项？

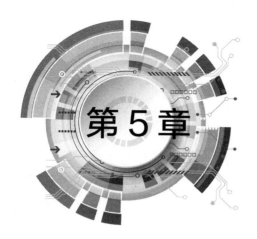

第5章

高低温危害及防护

5.1 高低温危害识别

学习目标

1. 理解高低温作业的定义。

2. 了解高低温作业的分类。

3. 掌握高低温作业对人体可能造成的危害。

一目了然

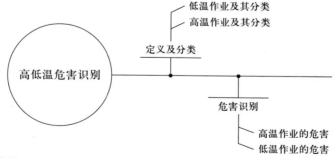

```
                                  低温作业及其分类
                                  高温作业及其分类
                        定义及分类
  高低温危害识别
                        危害识别
                                  高温作业的危害
                                  低温作业的危害
```

开卷有益

在日常生活中，无论是夏季的高温天气，还是冬季的寒冷环境，都对人们的身体

第5章 高低温危害及防护

中国特色企业新型学徒制培训教材

健康有着极大的不良影响。除自然环境外，一些特殊的作业环境更是考验着相关作业人员身体的承受极限。

对于长期在高温或低温环境中从事生产作业的人员来说，生理健康受到作业环境的极大影响。高温环境中，作业人员容易中暑，严重时可导致残疾或死亡；低温环境中，作业人员则容易发生冻伤，同样可致残。因此，相关作业人员有必要学习了解如何识别高低温作业可能造成的危害，认识生产作业中存在的高低温危害因素，进而更好地做好自身的健康防护。

一、高低温作业及其分类

1. 高温作业及其分类

湿球黑球温度（WBGT）指数能够较好反映人体对温度、湿度、气流速度（风速）和热辐射的生理感受。高温作业是指生产劳动过程中湿球黑球温度指数大于或等于 25 ℃的作业。按照作业条件的特点，可将高温作业分为以下 3 个基本类型。

（1）高温、强热辐射作业。工作环境的气象特点是：气温高、热辐射强度大，相对湿度较低，形成干热环境。例如，冶金工业的炼焦、炼铁、轧钢等车间，机械工业的铸造、锻造、热处理等车间，火力发电厂（热电站）的锅炉间等。

（2）高温、高湿作业。工作环境的气象特点是：气温高、湿度大，热辐射强度不大。高湿环境的形成，主要是由于生产过程中产生大量的水蒸气或生产工艺要求车间内保持较高的相对湿度所致。例如，有些潮湿的深矿井中气温在 30 ℃以上，相对湿度可达 95% 以上，形成了高温、高湿环境。

（3）夏季露天作业。夏季气温较高，从事室外作业时，如建筑、搬运等露天作业，人体除受太阳的直接辐射作用外，还受到加热的地面和周围物体的二次热辐射，且持续时间较长，形成温度高、热辐射强的工作环境。

2. 低温作业及其分类

低温作业是指在生产劳动过程中，工作地点平均气温小于或等于 5 ℃的作业，主要包括：寒冷季节从事室外或室内无采暖设备的作业，工作场所有冷源装置的作业，接触低于 0 ℃的环境或介质的作业，医药研发涉及低温保存菌毒种、人体组织材料等。这些生产作业均有可能造成冻伤。低温作业按照具体环境主要分为以下 3 类。

（1）冬季在寒冷地区或极地从事露天或野外作业，如建筑、装卸、农业、渔业、地质勘探、野外考察研究等。

（2）在人工低温环境中工作，如储存肉类的冷库和酿造业的地窖等。这类低温作业的特点是没有季节性。

（3）人工冷却剂在储存、运输和使用过程中发生意外。

二、常见高低温作业危害

1. 高温作业对人体的危害

高温作业时，人体会出现一系列生理功能的改变，许多系统功能会受到不同程度的影响，严重的情况下可以引起中暑等疾病，如图5-1所示。

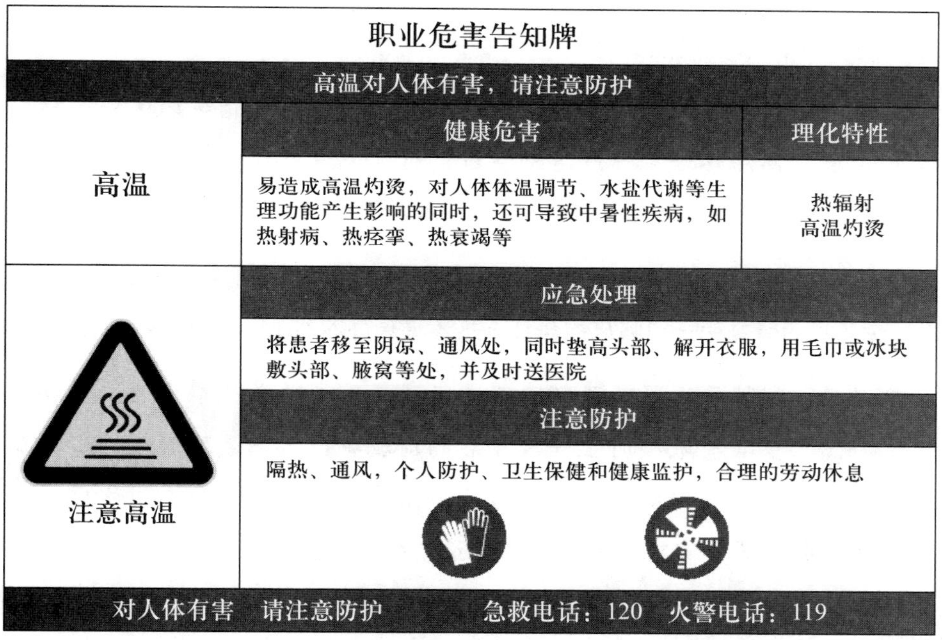

职业危害告知牌		
高温对人体有害，请注意防护		
	健康危害	理化特性
高温	易造成高温灼烫，对人体体温调节、水盐代谢等生理功能产生影响的同时，还可导致中暑性疾病，如热射病、热痉挛、热衰竭等	热辐射 高温灼烫
	应急处理	
	将患者移至阴凉、通风处，同时垫高头部、解开衣服，用毛巾或冰块敷头部、腋窝等处，并及时送医院	
	注意防护	
注意高温	隔热、通风、个人防护、卫生保健和健康监护，合理的劳动休息	
对人体有害 请注意防护	急救电话：120	火警电话：119

图5-1 高温危害告知牌

（1）体温调节失常。高温作业时，人体既从环境中接收许多热量，又在体内产生大量热量，若不能及时散热则造成热量蓄积，使体温升高。

（2）水盐代谢紊乱。高温作业时，机体以出汗的形式散热，一般一个工作日出汗量可达3 000 ~ 4 000 g，大量出汗导致水盐代谢紊乱，引发疾病。

（3）高温作业环境中，作业人员的血液循环系统处于高度应激状态，如果在

第5章 高低温危害及防护

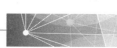

作业时已达最高心率，且热蓄积不断增加，便可能导致热衰竭。

（4）高温作业时，消化系统血流减少、消化液分泌减少、消化酶活性和胃液酸度降低、胃肠道收缩和蠕动减弱，引起食欲减退和消化不良等。

（5）高温作业对中枢神经系统产生抑制作用，造成注意力不集中，反应速度和动作的准确性降低。

（6）中暑，指在高温作业环境下，由于热平衡和（或）水电解质代谢紊乱、有效循环血量减少而引起的以体温升高和（或）中枢神经系统功能障碍和（或）心血管功能障碍等为主要表现的急性全身性疾病。

资料卡片

我国通常将中暑分为热痉挛、热衰竭、热（日）射病3种类型，且临床表现常相互伴随存在，很难截然分开。

1.热痉挛。其是一种短暂、间歇发作的肌肉痉挛，可能与钠盐丢失相关，常发生于初次进入高温环境工作或运动量过大时，大量出汗且仅补水者。及时处理后，一般可在短时间内恢复。

2.热衰竭。其是在高温环境下，体液、体钠丢失过多，水电解质紊乱导致的以有效循环血容量不足为特征的一组临床综合征。热衰竭如得不到及时诊治，可发展为热射病。

3.热射病。常见于高温高湿环境下进行高强度训练或从事重体力劳动者，多数患者起病急，少数有数小时至一天左右的前驱期，具体表现为乏力、头痛、头晕、恶心、呕吐等。热射病典型症状为急骤高热、皮肤干热和不同程度的意识障碍，严重者可引起多器官功能障碍，常可遗留神经系统后遗症。

案例剖析

案例一： 某铸造企业将造型班、浇铸班合并，造型人员既要造型又要浇铸，工作量加大。某日气温37℃，在第三炉熔炼结束、完成浇铸工作后，有数名造型工人出现头昏、心慌、恶心等中暑前兆，经送医院紧急医治恢复正常。

案例二： 某地夏季温度多在40℃以上，某环卫工人在清扫街道时昏厥倒地，体温超过41℃，经医生诊断为严重中暑，经过一天的抢救后不幸逝去。另一名环卫工人因中暑经抢救无效死亡，死因为热射病导致多器官衰竭。

案例一中的造型人员是长时间高温作业导致中暑，案例二中的环卫工人则是暴露在高温天气下。可见，高温作业会对相关作业人员造成严重危害，尤其可导致人员中暑、引发人员伤亡，相关作业人员在作业时应注意防护。

2. 低温作业对人体的危害

在低温环境中，人体散热加快，引起身体各系统的一系列生理变化，可以造成局部性或全身性损伤，如冻伤或冻僵，甚至造成死亡，造成的危害如图5-2所示。

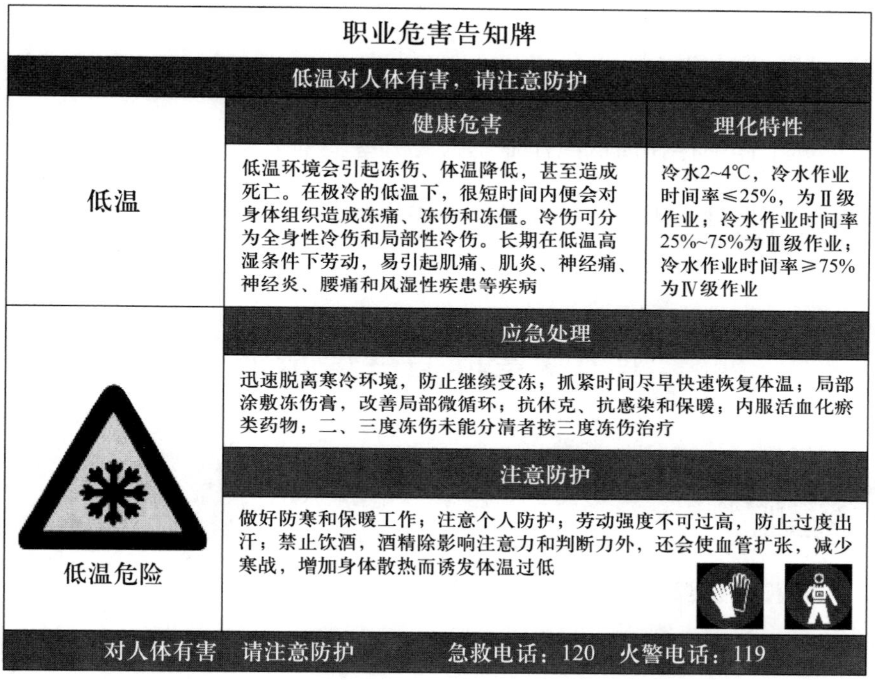

职业危害告知牌		
低温对人体有害，请注意防护		
	健康危害	理化特性
低温	低温环境会引起冻伤、体温降低，甚至造成死亡。在极冷的低温下，很短时间内便会对身体组织造成冻痛、冻伤和冻僵。冷伤可分为全身性冷伤和局部性冷伤。长期在低温高湿条件下劳动，易引起肌痛、肌炎、神经痛、神经炎、腰痛和风湿性疾患等疾病	冷水2~4℃，冷水作业时间率≤25%，为Ⅱ级作业；冷水作业时间率25%~75%为Ⅲ级作业；冷水作业时间率≥75%为Ⅳ级作业
	应急处理	
	迅速脱离寒冷环境，防止继续受冻；抓紧时间尽早快速恢复体温；局部涂敷冻伤膏，改善局部微循环；抗休克、抗感染和保暖；内服活血化瘀类药物；二、三度冻伤未能分清者按三度冻伤治疗	
	注意防护	
低温危险	做好防寒和保暖工作；注意个人防护；劳动强度不可过高，防止过度出汗；禁止饮酒，酒精除影响注意力和判断力外，还会使血管扩张，减少寒战，增加身体散热而诱发体温过低	
对人体有害　请注意防护	急救电话：120　火警电话：119	

图 5-2　低温危害告知牌

低温作业或冷水作业时，体温调节发生障碍，则体温降低，甚至出现体温过低，影响机体功能。若作业人员体温降至32.2 ~ 35 ℃，可出现健忘、说话结巴和空间定向障碍等症状。低温作业对心血管系统造成影响，初期表现为心率加快、心排血量增加；后期则表现为心率减慢，心排血量减少。体温过低（35 ℃以下）会导致血压降低、脉搏减少、瞳孔对光反应消失等，甚至出现肺水肿、心室纤颤和死亡。在寒冷环境中，易出现四肢或面部的局部冻伤。

案例剖析

某冰库搬运工人在某天工作数小时后，发现手套和手粘在一起，脱掉手套后

第5章　高低温危害及防护

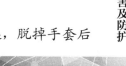

发现手指末端发白，有麻木疼痛的感觉，但当天并未就医。第二天，该工人又坚持工作了数小时后感到手指疼痛难忍，手指逐渐发白、起泡，感觉麻木、冰冷，有的地方出现了皮肤破溃、流脓的情况，且露出了皮下组织。经就医确诊为双手2～4指Ⅱ级冻伤，属于严重冻伤。

可见，长时间持续低温作业会对相关作业人员造成危害，严重时还会导致冻伤。案例中的工人因延误治疗导致病情严重至冻伤，因此，相关作业人员在工作中一旦发现身体出现异常症状，应立即就医，以免延误治疗，加重病症。

即学即用

1.在你的工作中存在高低温作业吗？有哪些类别？

2.请结合你所处的工作环境，简要描述高低温可能造成的危害。

5.2　高低温危害防护

学习目标

1.掌握高低温作业危害的防护措施。

2.能正确选用高低温作业防护用品。

3.掌握高低温作业危害的急救要领，并能在遇到危害时实施急救。

一目了然

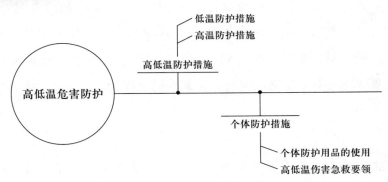

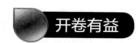
开卷有益

在日常生活中，如果遇到高温或低温天气，我们都会采取一定的防护措施，比如夏天涂防晒霜、冬天戴保暖手套等，以免对自身健康造成伤害。对于在高低温作业环境中的从业人员来说，生产环境相比自然天气更为异常，因此更加需要做好防护工作。

从多方面工作着手，保障相关从业人员的职业健康。例如，改善高低温作业环境的工作条件、加强相关从业人员的个人防护、加强对作业人员的卫生保健和健康监护、关照从业人员饮食。作业人员还应学习个体防护用品的使用，以及伤害急救要领，做好个体防护。

一、高温危害的防护措施

1. 劳动保障措施

根据相关规定，工矿企业应采取的高温危害劳动保障措施如下。

（1）合理安排高温车间的热源、隔热措施以及通风等，降低作业场所温度。

（2）对高温作业人员进行就业前和入暑前健康检查。

（3）凡有心、肺、血管器质性疾病、持久性高血压、贫血及急性传染病后身体衰弱、中枢神经系统器质性疾病的人员，均不宜从事高温作业。

（4）医务人员应进行巡回医疗和防治观察，发现中暑患者应及时对其进行救治。

（5）为高温作业人员供给足够的合乎卫生要求的饮料（含盐饮料）等。

（6）对辐射强度较大的高温作业人员，应供给耐燃、坚固、导热系数较小的白色工作服，其他高温作业可根据需要供给手套、鞋靴罩、护腿、围裙、眼镜和隔热面罩等劳动防护用品。

（7）高温作业车间应设有通风良好的工间休息室，并合理安排作业时间和工间休息。

资料卡片

依据劳动强度、接触高温作业时间、WBGT 指数和服装的阻热性，高温作业分级见表 5-1。

第 5 章　高低温危害及防护

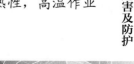

表 5-1　高温作业分级

劳动强度	接触高温作业时间（min）	WBGT 指数（℃）						
		29~30 (28~29)	31~32 (30~31)	33~34 (32~33)	35~36 (34~35)	37~38 (36~37)	39~40 (38~39)	41~ (40~41)
I（轻劳动）	60~120	I	I	II	II	III	III	IV
	121~240	I	II	II	III	III	IV	IV
	241~360	II	II	III	III	IV	IV	IV
	361~	II	III	III	IV	IV	IV	IV
II（中劳动）	60~120	I	II	II	III	III	IV	IV
	121~240	II	II	III	III	IV	IV	IV
	241~360	II	III	III	IV	IV	IV	IV
	361~	III	III	IV	IV	IV	IV	IV
III（重劳动）	60~120	II	II	III	III	IV	IV	IV
	121~240	II	II	III	IV	IV	IV	IV
	241~360	III	III	IV	IV	IV	IV	IV
	361~	III	IV	IV	IV	IV	IV	IV
IV（极重劳动）	60~120	II	III	III	IV	IV	IV	IV
	121~240	III	III	IV	IV	IV	IV	IV
	241~360	III	IV	IV	IV	IV	IV	IV
	361~	IV	IV	IV	IV	IV	IV	IV

注：括号内 WBGT 指数值适用于未产生热适应和热习服的劳动者。

2. 改善作业条件与个体防护

为预防和减少高温作业对相关作业人员造成的伤害，可以改善工作条件，配备防护设施、设备，对工作场所进行隔热和通风。隔热措施一般包括水隔热和使用隔热材料隔热。通风方式包括自然通风和机械通风。

（1）水隔热。常用的方法有水箱或循环水炉门、瀑布水幕等。

（2）隔热材料隔热。常用的隔热材料有石棉、炉渣、草灰、泡沫砖等。在缺乏水源的工厂及中小型企业，采取此方法为最佳。

（3）自然通风。如天窗、开敞式厂房，还可以在屋顶上装风帽。

（4）机械通风。如风扇、安装空调设备等。

从事高温作业的人员要配备和正确使用个体防护用品。应采用结实、耐热，透气性好的织物制作工作服，用人单位根据不同作业的需求，向员工供给工作帽、防护眼镜、面罩等。具体个体防护用品的选择和使用，请参考本节第三部分。

3. 加强卫生保健和健康监护

高温作业人员应做好就业前和入暑前的体检，凡有心血管疾病、中枢神经系统疾病、消化系统疾病等高温作业职业禁忌症者，一般不宜从事高温作业。此外，用人单位要合理安排作业人员的工作和休息时间。

（1）对于露天高温作业，日最高气温达到 35 ~ 37 ℃时，用人单位应当采取换班轮休等方式，缩短连续作业时间，不得安排相关作业人员加班。

（2）日最高气温达到 37 ~ 40 ℃时，用人单位全天安排室外露天作业时间不得超过 6 小时，在气温最高时段 3 小时内不得安排室外露天作业。

（3）日最高气温达到 40 ℃以上时，应当停止室外露天作业。

资料卡片

若用人单位安排作业人员在 35 ℃以上高温天气从事室外露天作业，或者不能采取有效措施将工作场所温度降到 33 ℃以下的，应当向作业人员发放高温津贴，并纳入工资总额。高温津贴标准由省级人力资源社会保障行政部门会同有关部门制定，并根据社会经济发展适时调整。

4. 饮食要点

从事高温作业的人员热量消耗大，出汗多，每天出汗超过常人出汗量的 5 ~ 7 倍，并伴随唾液和胃液分泌减少，胃酸浓度降低等。由于汗液大量蒸发，机体内所需的钾、钠、钙等无机盐以及水溶性维生素也随之跑掉。如果不及时补充可能会引起水盐代谢紊乱，出现一系列病理现象。

一般来说，从事高温作业的人员每天至少应补充水分 5 000 mL 左右，补充食盐 15 ~ 25 g（食物中含的盐计算在内）。补充的方法是可以经常喝盐开水，每 500 g 水中加食盐 1 g 左右为宜。还可以喝盐茶水、咸绿豆汤、咸菜汤和含盐汽水等。饮水原则是多次少量，每次饮一两茶杯为好，不应喝得过多、过快。

从事高温作业的人员的饮食与营养原则是多吃高热量、高蛋白、高维生素的平衡膳食，总热量应较一般工人高出 15% 左右，在每日的膳食中应有一定比例的营养价值较高的动物蛋白或豆类蛋白。维生素供给应首先补充维生素 B_1、B_2、C 等水溶性维生素，还应多吃一些新鲜蔬菜和瓜果，以预防某些维生素缺乏病。

第 5 章　高低温危害及防护

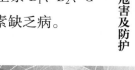

二、低温危害的防护措施

1. 劳动保障措施

用人单位应针对低温危害采取劳动保障措施，主要有如下内容。

（1）存在低温危害的用人单位应将防寒工作纳入本单位的职业病防治管理工作职责范围，建立健全防寒工作各项管理制度、工作计划和实施方案。

（2）用人单位应按照相关规定提供采暖设备，使作业地点保持合适的温度。

（3）用人单位应当组织低温作业人员进行职业健康检查，将检查结果存入职业健康监护档案，并书面告知相关作业人员。

（4）年龄在 50 岁以上，并患有高血压、心脏病、胃肠功能障碍等疾病的从业人员不宜从事低温作业。

（5）患有关节炎、肢体动脉痉挛症、末梢循环障碍、对寒冷敏感者，有冻疮史的从业人员不宜从事冷水作业。

（6）女职工在经期、怀孕期间不宜从事低温作业、冷水作业。

（7）从事低温作业的人员在上岗前和在岗期间应进行职业卫生培训，培训内容应当包括低温作业可能产生的健康危害和冻伤症状的识别、低温防护知识、冻伤急救知识等。

资料卡片

按照工作场所的温度和低温作业时间率，可将低温作业分为 4 级，级数越高，冷强度越大。低温作业分级见表 5-2。

表 5-2　低温作业分级

低温作业时间率 /%		≤ 25	25 ~ 50	50 ~ 75	≥ 75
温度范围 /℃	0 ~ 5	I	I	I	II
	−5 ~ 0	I	I	II	II
	−10 ~ −5	I	II	II	III
	−15 ~ −10	II	II	III	III
	−20 ~ −15	II	III	III	IV
	<−20	III	III	IV	IV

2. 改善工作条件与个人防护

存在低温危害的用人单位可通过改善作业条件，加强作业人员的个体防护，保障作业人员的职业健康，相关措施如下。

（1）用人单位应在存在危害的工作场所、作业岗位、设备设施的醒目位置设置警示标识和中文警示说明，载明健康危害、预防和应急处置等内容，如图 5-2 所示。

（2）采用机械化、自动化工艺，减少作业人员的低温暴露时间，在产生较多或大量湿气的车间，设计必要的除湿排水防潮设施。

（3）工作场所的风速应当控制在最小，一般不超过 1 m/s；风速增加时，应当通过遮蔽工作区或穿戴防风服来减小风的制冷作用。

（4）当作业温度低于 –1 ℃时，工具的金属手柄和控制杆应覆盖隔热材料。

（5）如果需要在低于 16 ℃的环境下作业人员用裸手完成精细工作超过 10 min，应采取暖风机等防护措施，保持手部温暖。

（6）露天低温作业要设置防风棚、取暖棚，冷库附近要设置更衣室、休息室，保证作业人员的取暖设备和防护用品，有条件的可以让作业人员洗热水澡。

（7）用人单位应为低温作业人员配备个体防护用品，包括防寒帽、防寒服、防皲裂护肤品等。

3. 加强卫生保健和健康监护

（1）从事低温作业的人员，每日作业时间不宜超过 4 h，4 h 连续作业后宜在温暖场所进行较长时间休息。

（2）进行中等或重体力活动的持续低温作业前，可在温暖处做取暖活动 10 min。

（3）对于轻、重体力工作，宜在 3 h 连续作业中安排 1 ~ 2 次休息；进行较少体力活动的人员的最长工作时间不超过 40 min，并在 4 h 连续作业中安排 4 次休息。

在气温低于 –12 ℃的工作场所，用人单位应该进行持续性监护，或采取双人作业方式，减少长时间静位坐姿或站位作业。用人单位应将与低温作业防护有关的现场监测、职业健康监护、防寒设施、应急救援预案等资料纳入职业卫生档案。

4. 饮食要点

饮食方面，从事低温作业的人员可以食用富含脂肪、蛋白质和维生素的食物来增加体内代谢放热以提高耐寒能力，如瘦肉类、蛋类、鱼类、豆制品和蔬果等。用人单位应当为作业人员提供热饮，如糖水或运动型饮料，尽可能减少其饮用咖啡、茶、热巧克力饮品或酒等。

三、防护用品的选择及正确使用方法

1. 防护用品的选择

防止高低温危害常用的个体防护装备及其防护性能见表5-3。

表5-3　高低温作业的防护用品及性能

作业类型	防护用品类型	防护性能说明
高温作业	焊接手套	防御焊接作业的火花、熔融金属、高温金属、高温辐射对手部的伤害
	隔热阻燃鞋	防御高温、熔融金属火花和明火等伤害
	焊接防护鞋	防御焊接作业的火花、熔融金属、高温金属、高温辐射对足部的伤害
	阻燃防护服	在接触火焰及炽热物体后，一定时间内能阻止本身被点燃、有焰燃烧和引燃
	焊接防护服	防止作业人员遭受熔融金属飞溅及其热伤害
	白帆布类隔热服	防止一般性热辐射伤害
	镀反射膜类隔热服	防止高热物质接触或强烈热辐射伤害
	热防护服	防御高温、高热、高湿度
低温作业	防寒帽	防御头部或面部冻伤
	防寒手套	防止手部冻伤
	防寒鞋	鞋体结构与材料都具有防寒保暖作用，防止脚部冻伤
	防寒服	具有保暖性能，用于冬季室外作业人员或常年低温环境作业人员的防寒

2. 防护用品的正确使用方法

高温作业中用于全身防护的个体防护用品为防护服，防护服主要起到隔热和阻燃的作用，以下是隔热防护服和阻燃防护服（见图5-3）的穿戴方法。

（1）隔热防护服的穿戴方法。首先，穿好防火裤、防火鞋并扣好保险带，将防火绳与保险带连接。其次，右腿跪下、左腿曲蹲，挽住右背带于右手肘，然后左

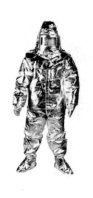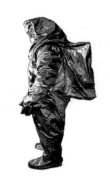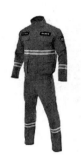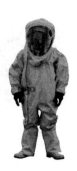

a)   b)

图 5-3   隔热服

a）隔热防护服   b）阻燃防护服

右手同时握紧呼吸器背架，站起将其举过头顶后再松手，用大拇指扣住胸前两侧半圆扣，向下用力拉紧背架带，扣好腰带。再次，穿好防火服的左衣袖，并将压力表置于衣外，再穿右衣袖，并戴好呼吸面罩。最后，从下往上扣好防火服，戴好防火手套和头罩。

（2）阻燃防护服的穿戴方法。首先，展开阻燃防护服，检查其是否完好无损。其次，拉开阻燃防护服背部的拉链，将腿伸进连体衣并伸进手臂，戴上头罩。再次，拉上拉链并将按扣按好，穿上安全靴并调节鞋带，必须确认裤腿完全覆盖住安全靴的靴筒。最后，戴上手套。依照相反的顺序脱下阻燃防护服。

案例剖析

某建筑业检查人员跟随检查团进行露天安全检查。当天太阳很大，由于走得急而未佩戴遮阳用具。一段时间过后，感到头痛、头晕、眼花、恶心呕吐，最后晕倒在地。原因分析：露天高温环境下未佩戴防护用品进行作业，大量热辐射被头部皮肤和头颅骨吸收，导致颅内温度升高，引发急性中暑。

因此，当作业人员在高温环境中工作时，应严格做好自身防护，穿戴好个体防护用品，防止高温作业造成的伤害。

四、高低温危害急救要领

1. 烫伤

烫伤程度一般分3度，如图5-4所示，处理方法如下所述。

第5章　高低温危害及防护

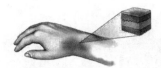

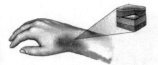

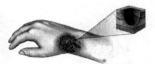

一度烫伤
只损伤皮肤表层，局部轻度
红肿、无水泡、疼痛明显

二度烫伤
真皮损伤，局部红肿疼痛，
有大小不等的水泡

三度烫伤
皮下脂肪、肌肉、骨骼均有
损伤，并呈灰或红褐色

图 5-4　三度烫伤

（1）一度烫伤。应立即将伤处浸在凉水中或用冰块进行"冷却治疗"，进行降温、减轻余热损伤和肿胀、止痛、防止起泡等，"冷却"30 min 左右就能完全止痛。随后将鸡蛋清、万花油或烫伤膏涂于烫伤部位，需 3 ~ 5 天自愈。如果烫伤部位不能浸泡在水中进行"冷却治疗"时，可用毛巾将受伤部位包好，浇水或冰敷。

如果穿着衣服或鞋袜的部位被烫伤，不要急忙脱去被烫部位的鞋袜或衣裤，避免表皮随同鞋袜、衣裤一起脱落，引发感染，延长病程。应该隔着衣裤或鞋袜，马上将食醋或冷水浇到伤处及周围，然后再脱去鞋袜或衣裤，可防止揭掉表皮。

（2）二度烫伤。烫伤者经"冷却治疗"一定时间后，如果仍然疼痛难受，且伤处长起了水泡，这说明是"二度烫伤"。这时不要弄破水泡，要迅速到医院治疗。

（3）三度烫伤。三度烫伤者应立即用清洁的被单或衣服简单包扎，避免污染和再次损伤，创伤面不要涂擦药物，保持清洁，迅速送医院治疗。

2. 烧伤

烧伤的严重程度取决于受伤组织的范围和深度，同样可分为 3 度。一度烧伤损伤最轻，烧伤皮肤发红、疼痛、明显触痛、有渗出或水肿，轻压时局部变白，但没有水疱。二度烧伤损伤较深，皮肤水疱底部呈红色或白色，充满了清澈、黏稠的液体，触痛敏感，压迫时变白。三度烧伤损伤最深，烧伤表面可以发白、变软或者呈黑色、炭化皮革状，压迫时不再变色，且一般没有痛觉。

火焰烧伤时切忌奔跑呼喊、以手扑火，以免助火燃烧而引起头面部、呼吸道和手部烧伤，应就地滚动或用棉被毯子等覆盖着火部位，使用水或灭火器灭火。脱离火源后可按照如图 5-5 所示的"冲脱泡盖送"五步法进行处理，该处理方法同样适用于烫伤。

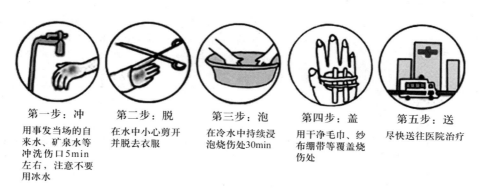

第一步：冲
用事发当场的自来水、矿泉水等冲洗伤口 5min 左右，注意不要用冰水

第二步：脱
在水中小心剪开并脱去衣服

第三步：泡
在冷水中持续浸泡烧伤处 30min

第四步：盖
用干净毛巾、纱布绷带等覆盖烧伤处

第五步：送
尽快送往医院治疗

图 5-5 烧伤的紧急处理

3. 中暑

中暑的急救措施主要包括以下方面。

（1）搬移。迅速将中暑人员抬到通风、阴凉、干爽处，使其平卧并解开衣扣，松开或脱去衣服，如衣服被汗水湿透应更换衣服。

（2）降温。可采用物理和药理两种方式进行降温。在颈项、头顶、头枕部、腋下及腹股沟加置冰袋，或用凉水加少许酒精擦浴，一般持续半小时左右；药物降温应在医护人员的指导下使用氯丙嗪进行。当体温降至 38 ℃以下时，要停止一切冷敷等强降温措施。

（3）补水。中暑人员仍有意识时，可给一些清凉饮料补充水分，可加入少量盐或小苏打水，或静脉滴注 5% 葡萄糖盐水。注意不可急于补充大量水分，否则会引起呕吐、腹痛、恶心等症状。

（4）促醒。如果中暑人员已失去知觉，可指掐人中、合谷、涌泉、曲池等穴位，使其苏醒；若呼吸停止，应立即实施人工呼吸。

（5）转送。对于重症中暑人员，必须立即送医院诊治。搬运时应用担架运送，不可使其步行，运送途中要注意保护大脑、心肺等重要脏器。

4. 冻伤

低温引起人体的损伤为冷冻伤，分为非冻结性冷伤和冻结性冷伤，症状见表 5-4。

第 5 章 高低温危害及防护

表5-4　冻伤及症状

冻伤类型		症状
非冻结性冷伤		暴露在冰点以下的低温机体局部皮肤、血管发生收缩，血流缓慢，影响细胞代谢。当局部达到常温后，血管扩张、充血、有渗液。症状有足、手和耳部红肿，伴痒感或刺痛，有水泡，合并感染后会发生糜烂或溃疡
冻结性冷伤	Ⅰ度冻伤	伤及表皮层。局部红肿，有发热，痒、刺痛感。数天后干痂脱落而愈，不留瘢痕
	Ⅱ度冻伤	损伤达真皮层。局部红肿明显，有水泡形成，自觉疼痛，若无感染，局部结痂愈合，很少有瘢痕
	Ⅲ度冻伤	伤及皮肤全层并深达皮下组织。创面由苍白变为黑褐色，周围有红肿、疼痛，有血性水泡。若无感染，坏死组织干燥成痂，愈合后留有瘢痕且恢复慢
	Ⅳ度冻伤	伤及肌肉、骨等组织。局部症状与Ⅱ度冻伤类似。治愈后留有功能障碍或致残

冻伤急救时，首先脱离低温环境和冰冻物体。对于衣服、鞋袜等同肢体冻结者，切勿用火烘烤。应用 40 ℃左右的温水将衣服和鞋袜等融化后脱下或剪掉，然后用 38 ~ 40 ℃温水浸泡伤肢或浸浴全身，使身体局部在 20 min、全身在 30 min 内复温。对呼吸心搏骤停者，施行心肺复苏和人工呼吸。

即学即用

1. 请结合前文内容，简要介绍高低温作业的防护措施有哪些。

2. 在你所处的工作环境中，针对高低温危害采取了哪些防护措施？你认为还可以采取哪些防护措施？

3. 结合前文内容，你所见过或使用过的高低温危害防护用品有哪些？应该怎样使用？

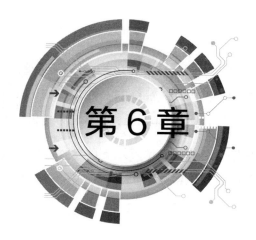

第6章

放射性危害及防护

6.1 放射性危害识别

学习目标

1. 理解放射性因素的基本概念。

2. 了解放射性因素的分类。

3. 掌握辐射的类型，并理解各类型辐射常见的产生途径。

4. 掌握放射性因素的作用方式以及对人体造成的危害。

一目了然

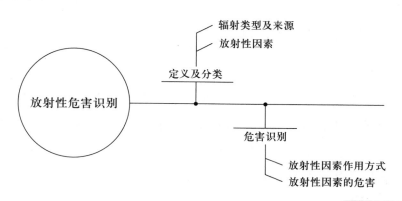

第6章 放射性危害及防护

开卷有益

如今，放射性技术广泛应用于我们的日常生产生活中，在医疗、通信、发电等行业普遍存在。合理利用放射性技术可造福社会，但同时也可能对人体的多个系统和器官造成损伤，使人体出现头晕、耳鸣等症状，严重影响着人们的生命健康，在工业生产领域尤为突出。

鉴于放射性因素的危害性，相关用人单位和从业人员需要做好危害防护。因此，需要学习和了解放射性因素的概念、种类、作用机理以及其可能造成的危害等，以便有针对性地采取防护措施。

一、放射性因素及其分类

1. 放射性因素概述

放射性因素属于职业危害因素中物理因素的一种，主要是指放射源产生的辐射以及本身具有放射性的物质。按照《职业病危害因素分类目录》的规定，放射性因素可分为 8 类。

（1）密封放射源产生的电离辐射，主要产生 γ、中子等射线。

（2）非密封放射性物质，可产生 α、β、γ 射线或中子。

（3）X 射线装置（含 CT 机）产生的电离辐射。

（4）加速器产生的电离辐射，可产生电子射线、X 射线、质子、重离子、中子以及感生放射性等。

（5）中子发生器产生的电离辐射，主要是中子、γ 射线等。

（6）氡及其短寿命子体，限于矿工高氡暴露。

（7）铀及其化合物。

（8）以上未提及的可导致职业病的其他放射性因素。

2. 辐射类型

放射性因素主要通过辐射作用于人体，引发各类危害反应。辐射按照能量的高低及电离物质的能力分为电离辐射和非电离辐射两种类型，如图 6-1 所示。非电离辐射是指能量比较低，并不能使物质原子或分子产生电离的辐射；而电离辐射是能够引起物质电离的带电粒子构成的辐射。

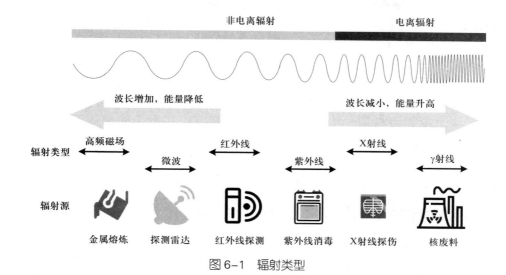

图 6-1　辐射类型

二、常见放射性因素危害的识别

1. 放射性因素的来源

放射性因素的主要来源见表 6-1。

表 6-1　放射性因素的主要来源

辐射类型	放射性因素	来源
非电离辐射	高频电磁场	存在于表面淬火、金属熔炼、热轧等工艺
	微波	广泛运用于导航、测距、探测雷达和卫星通信等，在工业、农业上主要用于干燥粮食、木材等
	紫外辐射	主要存在于电焊、气焊、电炉炼钢等作业
	红外辐射	主要存在于焊接、烘烤、加热、杀菌等工艺
	激光	主要用于打孔、切割、焊接、雷达、通信、测距、眼科及皮肤病疾病治疗等
电离辐射	核工业系统	如放射性矿物的开采、冶炼和加工，以及核反应堆、核电站的建立和运转
	射线发生器	如各种研究或生产用加速器、电离辐射类设备、辐射装置等
	放射性核素	如核素化合物、药物的合成及其在试验研究和诊疗上的应用
	天然放射性核素	如磷肥、稀土矿等的开采和加工
	医疗照射	医疗单位使用的与放射性物质相关的检查、治疗设备和制品
	其他接触	如生产和生活用品中的自然和人工辐射，含有铀、钍等放射性物质的探测器和仪表，具有放射性的建筑、装修材料产生的辐射等

第6章　放射性危害及防护

资料卡片

参照国际原子能机构的有关规定，按照放射源对人体健康和环境的潜在危害程度，从高到低将放射源分为 5 个等级。

1. Ⅰ类放射源为极高危险源。没有防护情况下，接触几分钟到 1 小时就可致人死亡。

2. Ⅱ类放射源为高危险源。没有防护情况下，接触几小时至几天可致人死亡。

3. Ⅲ类放射源为危险源。没有防护情况下，接触几小时就可造成永久性损伤，接触几天至几周也可致人死亡。

4. Ⅳ类放射源为低危险源。基本不会造成永久性损伤，但对长时间、近距离接触的人可能造成可恢复的临时性损伤。

5. Ⅴ类放射源为极低危险源。不会造成永久性损伤。

2. 放射性因素作用方式

放射性因素的危害主要体现在对人体正常机理的破坏，表 6-2 所列为放射性因素对人体的作用方式。

表 6-2　放射性因素的作用方式

划分依据	作用方式	具体说明
按辐射源与人体的位置	外照射	辐射源位于体外形成的照射，随着辐射源与受照射人体的距离不同，照射部位和强度不同
	内照射	超常量放射性物质进入体内造成的照射，也称为内污染，辐射作用直到放射性物质排出体外或经 10 个半衰期以上的蜕变，才可忽略不计
	放射性物质体表沾染	因各种原因造成的放射性物质沾染于人体表面（皮肤或黏膜），可在体表对人体形成外照射，还可以经吸收进入血液而构成内照射
	复合照射	两种及以上照射方式同时作用，或放射和非放射性损伤因素共同作用的方式
按电离辐射对生物学大分子的影响特征	直接作用	电离辐射直接作用于核酸、蛋白质等生物学大分子，使其发生电离，导致结构和性能发生改变，进而表现出生物学效应
	间接作用	电离辐射直接作用于其他小分子物质（如水等），使其电离和激发，形成异常活泼的产物，与机体生物学大分子作用，引发生物学效应
	低剂量刺激效应	较低剂量辐射对生物体内的多种细胞表现为刺激功能，如引起细胞在复制能力、修复功能、免疫效应、激素平衡等方面的变化

学无止境

一般情况下，放射性核素进入人体的主要途径如图 6-2 所示。

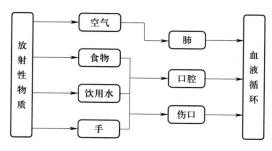

图 6-2　放射性核素进入人体的主要途径

1.经消化道进入。放射性核素可经过污染的手或摄入被污染的水、食物、药品等进入体内。

2.经呼吸道进入。放射性核素可以气态、气溶胶或微小粉尘的形式存在于空气中，气态放射性核素（氡、氩、氪）易经呼吸道黏膜或透过肺泡被人体吸收而进入血液。

3.经伤口和皮肤黏膜进入。伤口和皮肤黏膜沾染放射性核素后，若不及时洗消，放射性核素可通过伤口和皮肤黏膜的渗透、吸收进入体内。

4.某些放射性物质，例如氧化氚和碘的化合物甚至可以通过完好的皮肤进入体内。

案例剖析

某施工队在探伤检测时，放射源（^{192}Ir）从仪器中掉出，遗留在工地上。一名工作人员在第二天上班时，发现放射源并拾起，双手来回把玩、观看约 20 min，然后放入左裤兜；2 h 后放入工具箱内，并在工具箱边吃饭、休息，下午下班洗澡时，发现右大腿有一块充血性红斑，当晚入院治疗。

本例事故是一起典型的外照射放射性事故。主要原因是探伤机放射源保管不当以致丢失，工作人员发现后因对放射源了解不清，对放射源进行把玩，并存放在身边，从而因放射源的外照对身体造成了严重危害。因此，从事放射性作业的从业人员应加强学习和了解所在岗位或作业环境中的放射性危害，以提高自我防护意识。

第 6 章　放射性危害及防护

3. 非电离辐射对人体的危害

通常情况下，非电离辐射能量较弱，对人的危害性很小。但当接触辐射时间过长或剂量过大，依旧会造成严重危害。非电离辐射的危害主要通过"热效应"引起，即通过对生物组织的"灼热"作用使其产生病变。

（1）高频电磁场。高频电磁场对健康的影响主要表现为轻重不一的类神经症，在高频电磁场附近的劳动者通常有全身无力、易疲劳、头晕、胸闷、脱发和肢体酸痛等症状。

（2）微波。微波造成的危害比中高频电磁场严重。眼睛对微波最为敏感，最易受伤害。微波对神经系统、心血管系统影响也较大，且危害具有累积效应。

（3）红外线和紫外线。红外线和紫外线对机体影响的主要部位是皮肤和眼睛。红外线是一种热辐射，对人体可造成高温伤害，能引发白内障、灼伤视网膜。紫外线可引起急性角膜炎和皮肤红斑反应，甚至诱发皮肤癌。

（4）激光。激光造成的伤害主要体现在眼睛、皮肤以及神经系统。从事激光作业人员的眼睛会受到不同程度的损伤，皮肤也会表现出红斑和色素沉着，严重时可出现皮肤褪色、焦化和溃疡。此外，大多数相关作业人员还会出现不同程度的头晕、恶心、耳鸣、心悸、食欲减退、注意力不集中等症状。

4. 电离辐射对人体的危害

相比于非电离辐射而言，电离辐射能量更大，造成的危害也更大。几乎所有器官、系统都会因电离辐射发生病理改变，以神经系统、造血器官和消化系统的变化最为明显。电离辐射通过辐射生物效应作用于人体，按效应程度和时间特点分为急性效应、慢性效应和远期效应。

（1）急性效应。急性效应是指生物体短时间内受到大剂量照射，出现明显异常变化的生物学效应，多见于事故性照射和核爆炸。常见的电离辐射急性效应有电离辐射引起的急性皮肤损伤、造血障碍以及骨髓型、胃肠型、脑型急性放射病等。

（2）慢性效应。慢性效应是指生物体经长时间、低剂量照射，出现异常变化的生物学效应，症状可表现为头痛、头昏、睡眠障碍、疲乏无力、记忆力下降等，伴有消化系统障碍和性功能减退。长期从事放射性相关工作的人员可见毛发脱落，手部皮肤干燥、皲裂、角化过度，指甲增厚变脆，甚至出现长期不愈合的溃疡等症状。

（3）远期效应。远期效应是指机体经长时间的电离辐射照射后，表现出致癌、致畸、致突变后果或遗传后果的生物学效应。如电离辐射可诱发恶性肿瘤，包括白血病、甲状腺癌、支气管肺癌、乳腺癌、皮肤癌以及血液系统疾病等。电离辐射作用于生殖细胞，可改变其结构或功能，导致子代的功能、形态出现异常。

5. 放射性因素导致的疾病

《职业病分类和目录》将放射性疾病分为 11 类，如下所述。

（1）外照射急性放射病。人体一次或短时间（数日）内受到多次全身照射，而引起的全身性疾病，多见于事故性照射和核爆炸。

（2）外照射亚急性放射病。人体在较长时间（数周到数月）内受电离辐射，连续或间断的较大剂量外照射，从而引起的全身性疾病。

（3）外照射慢性放射病。从事放射工作的人员在较长时间内，连续或间断受到超当量剂量限值外照射，从而发生的全身性疾病，以造血组织损伤为主，并伴有其他系统症状。

（4）内照射放射病。大量放射性核素进入体内，作为放射源对机体照射而引起的全身性疾病。临床工作中见到的多为放射性核素内污染，即体内放射性核素累积超过其自然存量。

（5）放射性皮肤疾病。放射性皮肤疾病是由于放射线（主要是 X 射线、β 射线、γ 射线及放射性同位素）照射引起的皮肤损伤。

（6）放射性肿瘤。接受电离辐射照射后发生的，与所受该照射具有一定程度病因学联系的恶性肿瘤（含矿工高氡暴露所致肺癌）。

（7）放射性骨损伤。人体全身或局部受到一次或短时间内分次大剂量外照射，或长期多次受到超过剂量当量限值的外照射，所致骨组织的一系列代谢和临床病理变化。按病理改变分为骨质疏松、骨髓炎、病理骨折、骨坏死和骨发育障碍。

（8）放射性甲状腺疾病。电离辐射以内或外照射方式作用于甲状腺或其他组织，引起的原发或继发性甲状腺功能或器质性改变。

（9）放射性性腺疾病。性腺是对电离辐射高度敏感的器官之一，从事放射工作的女性在辐射事故及照射条件下可因电离辐射而引起不孕症及月经失常。

（10）放射复合伤。核武器爆炸、核事故发生时，人体同时或相继发生以放射

第 6 章　放射性危害及防护

损伤为主的复合烧伤、冲击伤等一类复合伤。

（11）根据《职业性放射性疾病诊断标准（总则）》可以诊断的其他放射性损伤。

即学即用

1. 你所处的工作环境中存在放射性因素吗？放射性因素通常可分为哪几类？

2. 放射性因素造成的辐射类型有哪些？可按照怎样的原则进行分类？

3. 你所处的工作环境中存在辐射吗？请按照辐射类别简要列出其工艺来源。

4. 假如你所处的工作环境中存在放射性因素，请简要说明放射性因素如何作用于你的身体。

5. 结合前文内容，试简要说明放射性因素对相关从业人员造成的危害。

6.2　放射性危害防护

学习目标

1. 理解放射性危害的预防原则。

2. 掌握常见放射性危害的防护措施。

3. 了解常见的放射性检测仪器。

4. 能正确选用放射性危害的个体防护用品。

一目了然

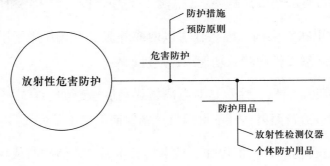

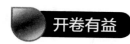
开卷有益

放射性因素对相关作业人员可能造成的危害不止在生理上影响作业人员的健康，也给其带来了极大的心理恐惧。因此，有必要在放射性作业过程中，加强对放射性危害的防护，以保障作业人员健康。

学习了解放射性危害的预防原则、采取合理的放射性危害防护措施、加强生产过程中放射性因素的防治、加强放射性作业过程中的个体防护，可有效保障相关作业人员的职业健康。将放射性因素造成的危害降到最低势在必行，这不仅是保障相关作业人员健康的要求，也有利于放射性技术的发展和进步。

一、放射性危害的预防原则

放射性危害防护的基本任务是，既要保护从事放射性工作的劳动者本人及其后代，以及广大公众乃至全人类的健康与安全，保护好环境，又要允许进行那些可能会产生辐射的必要实践以造福人类。为了达到放射性防护的基本目的，应认真执行放射性危害的预防原则，如图6-3所示。

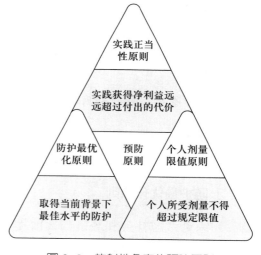

图6-3　放射性危害的预防原则

1. 实践正当性原则

任何引入新的照射源或照射途径、扩大受照射人员范围、改变现有辐射源的照射途径、使人员受到照射或可能受到照射，或受到照射人数增加的活动，都称为实践。由实践获得的净利益远远超过付出的代价时，称为实践正当化。

（1）政府或监管机构必须确保只有正当的实践才能获得批准。

（2）用于辐射防护的计划要预先制定，要求只有计划照射对受照个人或社会能够产生净利益以抵消其带来的辐射危害时，才可被引入。当有新信息、新技术出现时，该活动的正当性需要被重新审视。

第6章　放射性危害及防护

资料卡片

国际原子能机构（IAEA）是国际原子能领域的政府间科学技术合作组织，同时兼管地区原子安全及测量检查，并是世界各国政府在原子能领域进行科学技术合作的机构。

IAEA基本标准中认为下列实践是不正当的。

1.除涉及医疗照射的正当实践外，通过在食物、饲料、饮料、化妆品或在由人食入、吸入或经皮肤摄入或施用于人的任何其他商品或产品中，有意添加放射性物质或通过活化导致活度增加的实践。

2.涉及在商品或产品，如玩具和个人珠宝或装饰品中轻率地使用辐射或放射性物质的实践，这些实践通过有意添加放射性物质或通过活化导致活度增加。

3.用作一种艺术形式或为宣传目的利用辐射的人体成像。

4.为职业、法律或健康保险目的进行的不涉及临床指征而开展的利用辐射进行的人体成像。

5.为侦查盗窃目的利用辐射的人体成像须被认为是不正当的。

6.为反走私目的探测隐蔽物体，而进行的利用辐射的人体成像，通常须被认为是不正当的。

2.防护最优化原则

在综合考虑社会和经济因素前提下，一切辐射都应当保持在合理达标、尽可能低的水平。在考虑辐射防护时，并不是要求剂量越低越好，其旨在取得当前背景下最佳水平的防护。该原则需通过持续、反复的推演得到实现。

（1）根据照射情况选择适当的数值作为员工个人剂量参考水平。

（2）首先，选择一个初步的防护方案，用参考水平作为参考基准，这时有较多的人超出了参考水平。

（3）其次，对防护方案进行初步优化，这时虽然超出参考水平的人数减少了，但接受大剂量照射的人员还较多。

（4）最后，再对初步优化的防护方案进行最优化，使大部分职业人员接受的照射剂量都在参考水平以下，从而将该方案作为最佳防护方案。

学无止境

为达到防护最优化原则，政府或监管机构、注册者和许可证持有者（获准进行放射性作业实践的法人）必须满足以下要求。

1.政府或监管机构必须制定并强制执行防护和安全最优化的要求，提供涉及防护和安全最优化的文件，适时制定或核准关于剂量和危险的约束，以及拟用于防护和安全最优化的约束程序。

2.注册者和许可证持有者必须确保防护和安全达到最优化。

3.在职业照射和公众照射方面，注册者和许可证持有者必须确保以综合连贯的方式考虑防护和安全最优化方面的所有相关因素，以便得到最优的防护方案。

4.在职业照射和公众照射方面，注册者和许可证持有者必须适时确保将相关约束用于实践中特定源的防护和安全的最优化。

3. 个人剂量限值原则

对在受控源的实践中，个人受到的有效剂量或当量剂量规定的不得超过的数值，称为个人剂量限值。从事放射工作或接触射线的人员，接受的电离辐射照射必须满足国家有关辐射防护的要求，以确保健康安全，也就是我们通常所说的个人剂量限值要求。

个人剂量限值并不是安全与职业病危害的分界线，其具体含义是高于限值是危险的，容易引发职业病；但低于限值并不代表安全，只是属于可以承受的范围。因此，从事放射性作业的从业人员应使照射剂量达到尽量低的水平。剂量水平越低，职业病危害性也越低。

二、放射性危害的防护措施

对于放射性危害因素，不论是非电离辐射还是电离辐射，防护主要是从屏蔽辐射源、降低人体所受到的照射剂量、保护作业人员的身体健康方面来进行考虑。因此，放射性危害的防护可以从如图6-4所示的4个方面采取措施。

1. 外照射防护

外照射防护主要是减少和消除外源性照射对人体的影响，防护措施主要包括以下方面。

第6章 放射性危害及防护

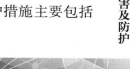

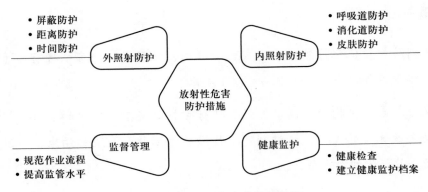

图6-4　放射性危害的防护措施

（1）屏蔽防护。屏蔽防护就是在人与辐射源之间设置屏蔽物以减小人员接触的剂量率，从而减少人体受照剂量。根据工艺过程和操作情况，在人与放射源之间设置防护屏障，包围发射场源以达到屏蔽作用。相关从业人员在作业时穿戴好放射性防护用品，利用放射性防护用品的射线屏蔽作用达到保护健康的目的。

（2）距离防护。辐射剂量或剂量率与放射源的距离平方成反比，充分考虑场源间以及场源与操作位置之间的合理布局，设置和增加距离，尽可能减小受照射人员的辐射损伤。

开放性放射工作场所监督区设置黄色区域警示线，控制区设置红色区域警示线。室外、野外放射性工作场所及室外、野外放射性同位素储存场所应设置相应警示线。进行放射性相关作业时，可以利用长柄工具、机械手或远距离控制装置等尽量增加人与辐射源之间的距离，从而减少人体受照剂量。

（3）时间防护。辐射损伤的程度与接触时间有关，接触时间越长，损害越严重。尽可能减少作业或接触时间，以减少受照剂量、减轻放射性损伤程度。

尽可能做好准备工作，保证进入工作现场后能立即开展工作，顺利完成任务，避免在放射性控制区内无谓的等待和滞留。对于某些集体受照剂量可能较高的操作，可以采用多人（组）轮换操作的方式作业。就作业人员个人而言，应提高技巧，熟练操作，从而达到缩短作业时间的目的。

在进行外照射防护时，除了上述具体措施外，还应做好作业人员的防护训练，监测工作环境和个人剂量，控制电离辐射源的强度和能量，及时屏蔽或移去暂时无用或多余的放射性物质等，尽最大努力保证作业人员的身体健康安全。

案例剖析

案例一：某医院CT室和DR（直接数字平板X射线成像系统）室为防止室内各体检设备所产生的辐射危害室外过往人员的安全，其在室外门口处采用铅门防止辐射外泄，并通过设置警戒黄线来标示出辐射作用区域，从而达到防止辐射对过往行人造成危害的目的。对于有电离辐射标志的物品或有电离辐射警告标志的场所，无关人员应尽可能远离，切不可贸然靠近，避免受到不必要的辐射照射。

案例二：电焊作业中，未做好个人防护可能会对作业人员的眼睛、皮肤等造成伤害。为预防电焊作业中紫外线对作业人员的危害，某工厂要求电焊工及其助手必须佩戴专用的防护面罩或眼镜及适宜的防护手套，不得有皮肤裸露的情况。此外，电焊工操作时应使用移动屏幕围住作业区，以免其他工种的人员受到照射。

案例一说明了存在放射性危害因素的场所设置防护和警告标志，无关人员看到标志应尽可能远离，以免受到辐射伤害，而作业人员须做好个人防护。电焊作业人员可参考案例二的防护措施。

2. 内照射防护

内照射防护主要是采取有效的措施，尽可能切断放射性物质进入体内的各种途径，以减少放射性核素进入体内的机会，使可能进入体内的放射性核素在各器官组织的剂量保持在可实现的最低水平，不超过辐射防护标准的有关限值。

（1）呼吸道防护。收集、净化处理可能形成内照射的放射性物质，降低其在作业环境中的存在水平。按实际需要规范配备使用、管理呼吸防护用品，保持其防护效果，最大限度降低经呼吸道进入体内的放射性物质的剂量水平。

（2）消化道防护。防止放射性物质经污染食物、水源进入体内。禁止在工作区饮食、吸烟。禁止放射性物质沾染物件、污染饮食环境。从事放射性工作的相关从业人员应使用口、鼻防护用品。

（3）皮肤防护。规范使用工作服、防护帽、面罩、手套、鞋袜等个体防护用品。工作结束后，对作业人员应进行污染检测，避免因放射性物质沾染皮肤导致皮肤污染，以及放射性物质进入体内形成内照射。

第6章　放射性危害及防护

3. 健康监护

按照《放射工作人员职业健康监护技术规范》的要求，相关企业须定期对从事放射性工作的人员进行职业健康检查。根据健康检查结果分析、评价劳动者的健康状况，建立职业健康监护档案并规范管理，为改善劳动者健康状况创造条件。

案例剖析

案例一：某医院放射科工作人员离岗时向医院提出安排离岗前职业健康体检的要求，但迟迟得不到回复，于是该工作人员通过网上信访途径投诉反映了这一问题。当地卫生执法人员接到信访件后，第一时间对该医院进行了调查核实，查明了该医院未按照规定对放射诊疗工作人员进行健康检查的情况，当场取证并立案实施行政处罚，并出具监督意见书责令医院立即改正。

案例二：某纺织科技有限公司经卫生监督检查发现：该单位出具的两份《职业健康检查报告书》的报告出具日期不符合逻辑，与前一次职业健康检查报告存在时间顺序上的冲突，且其中一份报告前后页面盖章不一致，报告书写格式不符合书写规范。经过调查，认定该单位提供的两份《职业健康检查报告书》为虚假报告，依据相关规定，给予该单位警告的行政处罚。

两个案例均说明了从事放射性工作的相关从业人员具有健康监护的权利，并且有权力要求所在用人单位开展职业健康监护，用人单位应为接触放射性有害因素的作业人员建立职业健康档案。

4. 监督管理

监督管理是指监管部门严格按照有关法律、法规、规范、标准等，对涉及放射性作业的物料、机构、人员、设备、环境等进行规范管理，并不断提高监督管理水平，严格控制涉及放射性危害的各环节，预防放射性职业病的发生。

资料卡片

放射性警示标志旨在引起人们对电离辐射危险因素的注意，以期达到预防放射性事故发生的目的。警示标志应粘贴在放射性物质外包装、射线装置以及存在电离辐射的工作场所中。国际原子能机构（IAEA）和国际标准化组织（ISO）共同公布的辐射警示新标志，正式名称为"电离辐射防护与安全警示标志"。

我国《电离辐射防护与辐射源安全基本标准》对电离辐射防护与安全警示标志的形制做了明确规定，如图6-5所示。该标准规定生产、销售、使用、储存放射性同位素与射线装置的场所，应当按照国家有关规定设置明显的放射性标志；放射性同位素的包装容器、含放射性同位素的设备和射线装置，应当设置明显的放射性标识和中文警示说明；放射源上能够设置放射性标识的，应当一并设置。

图6-5　电离辐射警示标志

案例剖析

　　某科技开发有限公司5名工作人员使用本应关停的旧辐照装置进行作业，在未降源的情况下，携带不能正常工作的FD-71辐射检测仪进入辐照室，且未佩戴个人剂量报警仪。5人受超剂量照射，其中1人于当年医治无效死亡，另一人于次年死亡。发生事故的单位有两座钴-60辐照装置，一旧一新。当地省环保局对该单位监督检查发现旧辐照装置缺少最基本的安全联锁设施，具有重大安全隐患，先后两次责令关停旧辐照装置，但该公司并未履行相关要求，多次擅自启用责令关停的旧辐照装置。

　　虽然这一放射性照射事故的主要原因在于该单位及作业人员的违规操作，但是相关监督管理部门的监管工作也存在不足。尽管监管部门两次责令该单位关停旧辐照装置，但并未严格落实以致旧辐照装置仍在使用。由此看来，加强监督管理、严格落实监管要求，对于放射性危害防治工作尤为重要。

三、放射性危害防护用品的使用方法

1. 放射性检测仪器

　　放射性检测仪器是利用放射性辐射在气体、液体或固体中引起的电离、激发效应，以及其他物理、化学变化进行辐射探测的器件，如图6-6所示。放射性危害巨大，且一般情况下必须借助专门仪器方可感知，因此放射性检测仪器广泛应用于生产生活中，按照监测用途可以分为如下几类。

第6章　放射性危害及防护

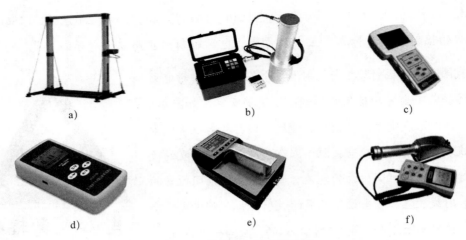

图 6-6　常见放射性检测仪器

a）入口探测器　b）场所剂量仪　c）巡视测量仪　d）个人剂量报警仪
e）核素识别仪　f）表面污染测量仪

（1）入口探测器。用于出入境对行人、车辆、火车、行李包裹、货物、集装箱等的检验检疫以及安全检查。

（2）场所（固定点）剂量仪。用于发现监测区域异常排放，对用源场所的剂量进行监控、报警。

（3）巡视测量仪。用于核环境、核安全，寻找放射源，发现特殊核材料。

（4）个人剂量报警仪。用于从事核安全、核反恐工作的人员的个人剂量监测及报警。

（5）核素识别仪。用于识别放射性同位素及特殊核材料的种类并确定强度，可分为实验室用和便携式两种。

（6）表面污染监测仪。监测路面（车载）、全身及工作衣表面（固定），以及桌面或任何工作区域局部表面。

学无止境

为了达到预期效果，在使用放射性检测仪器前需要注意以下几方面。

1.使用设备时，要认真阅读技术说明书，熟悉技术指标、工作性能、使用方法、注意事项，严格遵照仪器使用说明书的规定步骤进行操作。

2.初次使用设备人员，必须在熟练人员指导下进行操作，熟练掌握后方可进行独立操作。

3. 实验时使用的仪器设备及器材要布局合理、摆放整齐，以便于操作、观察及记录等。

4. 使用设备时，有关设置应限制在规定范围之内，禁止超载运行。

5. 设备发生异常时，请不要私自打开或拆卸仪器，必须通知专业人员进行维修，不得擅自处理。

6. 仪器应置于干燥处，空气潮湿的地区宜将传感器存放于干燥箱中保存。仪器不用时，请用布盖住，防止灰尘侵入。

2. 个体防护用品

为应对放射性因素对人体的危害，正确穿戴相应的放射性防护用品是十分必要的。常见的放射性防护用品主要有防护服、防护帽、防护眼罩、防护面罩、防护手套、防护脚套等，如图6-7所示。防护用品的使用要求如下所述。

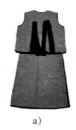 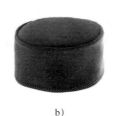 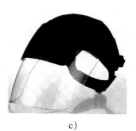

a)　　　　　　　　　b)　　　　　　　　　c)

图6-7　常见放射性防护用品

a）防护服　b）防护帽　c）防护面罩

（1）防护服。内部具有抗辐射的材料，当机体遭受电离辐射时，可有效阻挡各类射线对人体的损害，分为整体式放射性防护服和部分式放射性防护服。在穿戴防护服前，要检查防护服是否存在破损，发现破损要及时报告并更换。按照指示穿戴防护服，保证其能有效保护相应身体部位。使用防护服时，注意不与尖锐的金属接触，以防刮破产品，造成防护失效。使用完后，防护服应保存在阴凉干燥处并避光、避热，避免与化学物品、酸碱油类接触，禁止阳光暴晒，以免影响防护作用。整体式放射性防护服要保证密闭性，确保不留空隙，起到良好的防护作用。

（2）防护帽。保护头部免受放射性因素的危害，现在常见的放射性防护帽大多都为铅帽，能阻挡90%以上头部所受的辐射。防护铅帽使用时要按照相关的佩

第 6 章　放射性危害及防护

戴原则和方法正确佩戴。使用完后，应该平整放置，不能折叠，以防折叠次数过多导致铅帽破裂，防护作用失效。在保存铅帽时也要注意远离各类腐蚀性物品、热源以及其他各类化学物质，避免阳光暴晒，保存环境的湿度也不能超过80%。

（3）防护眼罩。可以有效防止射线对眼睛的危害及高速颗粒对眼部的冲击。防护眼罩使用完毕后要及时清理表面污秽，妥善保管，不能与工具、零件、尖锐物品等放在一起，防止破裂。镜片如果有轻微的擦痕，不会影响其正常使用，但当镜片出现裂纹时，或镜片支架开裂、变形或破损时，都必须及时更换，以免其防辐射和防冲击性能受到严重影响。

（4）防护面罩。防止放射性因素对人脸皮肤的危害，可分为普通面罩、透明防辐射全面罩和整体密闭式的防护全面罩。在使用防护面罩前，同样要检查用品是否完好无损，使用时正确佩戴，使用完毕后按规定正确放置。

（5）防护手套及脚套。防止射线损伤手部和脚部。在使用放射性手套及脚套之前，要检查是否存在破损，如若无误，按指示正确佩戴，可以有效防护手脚免受辐射危害。佩戴好手套后，要检查手套与衣袖之间是否存有空隙，以免某些放射性颗粒进入衣袖，导致防护用品功能失效。

即学即用

1. 在你所处的工作环境中对放射性危害进行防护，预防原则有哪些？

2. 假如你所处的工作环境中存在放射性因素，可以采取的防护措施有哪些？

3. 请结合前文内容，谈一谈你对放射性危害防护用品的了解，说明防护用品使用时应该注意哪些事项。

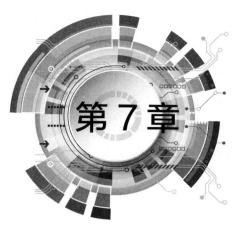

第7章

生物因素危害及防护

7.1 生物因素危害识别

学习目标

1. 理解生物危害因素的定义。

2. 了解生物有害因素的分类。

3. 掌握常见生物有害因素对人体造成的危害，并能识别工作中的生物有害因素。

一目了然

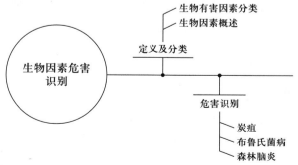

开卷有益

在畜牧业、食品行业、医药行业等一些职业活动中，广泛存在生物有害因素，严重危害相关从业人员的职业健康。不仅如此，由于生物因素多具有传染性，还可能成为受害从业人员的家庭成员感染的罪魁祸首。

随着我国畜牧养殖、食品加工、酿造等产业的发展，生物因素在行业中应用得愈加频繁，相关从业人员接触的机会也增多，导致其造成的危害也愈加严重，理应得到相关用人单位和从业人员的高度重视。学习了解生物有害因素的相关知识，有助于相关从业人员提高对生物有害因素的防护意识，并在日常的生产作业过程中，能够及时发现可能存在的生物危害，进而采取防护措施。

一、生物因素及其分类

1. 生物因素概述

生物因素是指影响生物生长、形态、发育和分布的任何其他动物、植物或微生物的活动，属生态因素中的一类。而生物有害因素是指生产过程中的生产原料和生产环境中存在的并对相关作业人员身体健康有害的致病微生物、寄生虫、昆虫等，以及其所产生的生物活性物质。

生物有害因素种类繁多，是导致职业性传染病、哮喘、过敏性肺炎以及职业性皮肤病的重要因素之一。例如，附着于动物皮毛上的炭疽芽孢杆菌、布氏杆菌，某些动物、植物产生的刺激性、毒性或变态反应性生物活性物质如毒性分泌物、酶和花粉等，血吸虫尾蚴、桑毛虫等。

2. 生物危害因素分类

常见的与职业有关的生物有害因素包括病毒、细菌、真菌和寄生虫等。

（1）病毒。病毒是最微小、结构最简单的微生物。完整的成熟病毒颗粒称为病毒体，具有典型的形态结构，有感染性。

病毒的种类多种多样，如流感病毒、冠状病毒、禽流感病毒、乙肝病毒等。绝大多数病毒均有可能通过呼吸道、消化道、破损皮肤和黏膜等传播途径，以及空气、飞沫、污染水或食品等感染方式在生产作业过程中感染暴露的作业人员。

（2）细菌。细菌是一种单细胞微生物。广义上泛指各类原核细胞型微生物，包括细菌、放线菌、支原体、衣原体、立克次体和螺旋体。狭义上专指其中数量最大、种类最多、具有典型代表性的细菌，如大肠杆菌、沙门菌、金黄色葡萄球菌等。

常见的引起职业危害的细菌主要有炭疽芽孢杆菌、布鲁氏菌、破伤风梭菌等。细菌的传播途径和感染方式同病毒相似，并可通过直接接触感染暴露人员。

（3）真菌。真菌是一种真核细胞型微生物，广泛分布于自然界，种类繁多，有多达10万余种。大多数真菌对人无害，有些真菌如食用菌类含有丰富的营养，对人体非常有益。还有些真菌被广泛应用于现代技术研究和高新生物技术产业中。

能感染人体并引起人体疾病的真菌有300多种，包括致病真菌、条件致病真菌、能产毒和致癌的真菌。具有职业危害的真菌主要是一些致病和产毒真菌，种类较少。真菌主要通过寄居皮肤或侵袭深部组织和内脏及全身感染暴露人员。

（4）寄生虫。寄生虫对人体的危害，主要通过原虫的毒性作用和长期慢性病变，直接或间接造成职业危害。因原虫、吸虫、线虫、昆虫等的种株、寄生部位、对机体的致病机理、宿主的免疫状态，以及是否与其他因素有协同作用，导致不同的疾病。

资料卡片

《职业病危害因素分类目录》规定的生物有害因素有6种，分别是艾滋病病毒（限于医疗卫生人员及人民警察）、布鲁氏菌、伯氏疏螺旋体、森林脑炎病毒、炭疽芽孢杆菌，以及其他可导致职业病的生物因素。

二、常见生物因素危害的识别

1. 炭疽的发病及症状

炭疽主要由炭疽芽孢杆菌感染机体产生，传染源主要是患病的牛、马、羊、骆驼等大型食草动物。不同草食家畜间可以通过共同食用污染的草料和接触污染物而感染，病畜的肉类、皮毛、排泄物等都是相关从业人员感染的传染源。炭疽芽孢杆菌的传播途径如图7-1所示，其引发的炭疽分为如下几类。

（1）皮肤炭疽。感染后3～10天出现大小约1 cm的无痛丘或斑，周围组织硬而肿胀、内含黄色液体，水肿区中心出血坏死并稍下陷，水肿区继续扩大；随后坏死区破溃浅表溃疡形成，血性分泌物结成黑色干，成为炭疽痈。

（2）肺炭疽。临床检查可有大量胸腔血性积液，胸片除显示肺炎外，典型的临床表现为纵隔增宽。该炭疽可导致败血症及休克，患者在24 h内死亡。

第7章 生物因素危害及防护

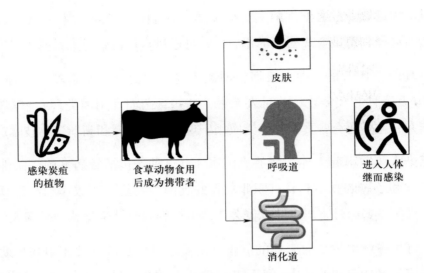

图 7-1　炭疽芽孢杆菌的传播途径

（3）肠炭疽。感染后 2 ~ 7 天发病，以急性肠胃炎、发热、恶心呕吐、较重腹痛、血性腹泻等为主要表现。有病例表现为频繁呕吐和血水样腹泻、腹痛、腹胀，伴有腹膜炎症状，并发败血症休克引起患者死亡。

（4）脑膜炎炭疽。多数症状是各型败血症炭疽继发症状，原发性患者不常见。临床症状主要表现为剧烈头痛、呕吐、抽搐、明显的脑膜刺激征。

学无止境

相关作业人员感染炭疽的 3 种方式如下。

1. 炭疽芽孢杆菌在环境中多以孢子形式存在，生产作业活动中由个人防护措施不到位、摩擦皮肤、瘙痒抓伤皮肤、蚊虫叮咬等方式引起感染。

2. 捡、翻、整理捆扎干燥的牲畜皮毛等操作可产生含有炭疽芽孢杆菌的粉尘、飞沫等混合气体，吸入带有炭疽芽孢杆菌的气溶胶的空气而感染。

3. 经口摄入被炭疽芽孢杆菌污染的奶类、病畜等食物和饮水等导致感染。

案例剖析

某市通过中国疾病预防控制信息系统报告 1 例疑似炭疽病例，患者于当日下午死亡。根据专家组综合流行病学调查、实验室检测和临床表现，诊断为肠炭疽。该病例为该市所属县的一名 14 岁学生。经调查，这名患者的家庭庭院中有屠宰设施和冷库，有多名从事饲养家畜工作的家庭成员，有多名从事屠宰猪、牛、羊等牲畜工作的家庭成员。

该病例多次经过屠宰现场，还参与了冷库牛肉的搬运。疾病控制人员从庭院和冷库采集的环境标本中检出了炭疽芽孢杆菌。据此，专家组判定为炭疽芽孢杆菌污染了居家环境或食物，该病例通过接触或食用被污染的食品，并经由消化道感染炭疽，继而发病身亡。

2. 布鲁氏菌病的发病及症状

布鲁氏菌病主要由布鲁氏菌感染机体所致，其传染源主要是与人类接触的患病牲畜和被感染牲畜。感染牲畜可以长期甚至终身携带布鲁氏杆菌，成为对其他人和牲畜最危险的传染源。布鲁氏杆菌可以通过体表皮肤黏膜、消化道、呼吸道侵入机体。从事兽医畜牧、畜产品加工、屠宰、皮革加工等频繁接触传染源的作业人员容易感染。

（1）急性期、亚急性期。潜伏 10 天左右，长的可达半年，多数患者发热，表现为不规则热或持续低热。多汗为主要症状之一，且伴随明显的关节疼痛。此外，患者的性器官也会出现炎症反应。

（2）慢性期。急性期如不恰当治疗，局部病灶的持续感染会转为慢性期。主要症状表现为疲乏、关节痛、低热、全身不适等，少数患者会出现慢性关节炎、神经炎及泌尿生殖系统慢性损害等表现。

学无止境

相关作业人员感染布鲁氏菌病的 3 种方式如下。

1. 经皮肤黏膜直接接触感染，通常发生在与病畜接触的畜牧兽医、饲养放牧人员、防治专业工作者和畜产品加工企业人员等劳动人群，处理病畜难产、流产、牲畜正常产检、屠宰病畜、剥皮、切肉、分离内脏、挤奶或加工病畜奶制品等工作过程中。制备布鲁氏杆菌苗、抗原、抗血清等生物制剂的工作过程中也会出现感染。

2. 经消化道感染，即主要通过病畜肉类、奶类、饮水所携带布鲁氏杆菌并经口腔、食道黏膜进入人体内感染。病畜流产物、分泌物、排泄物污染的草场、水源也是消化道感染的重要原因。

第 7 章　生物因素危害及防护

3.经呼吸道感染，常见的是作业人员在生产作业活动时吸入皮毛加工、畜圈内牲畜的活动、病畜排泄物等产生受到污染的飞沫、尘埃后被感染。

案例剖析

根据某市卫健委关于某市兽研所布鲁氏菌抗体阳性事件处置工作情况通报，某农业科学院某市兽医研究所（以下简称兽研所）口蹄疫防控技术团队2名学生被检测出布鲁氏菌抗体阳性，随后一天阳性人数增至4人。该团队进行集体布鲁氏菌抗体检测，陆续检出抗体阳性人员。近一年时间内，该市累计检测21 847人，筛出阳性4 646人，省疾控中心复核确认阳性3 245人。

据了解，该市生物药厂在兽用布鲁氏菌疫苗生产过程中使用过期消毒剂，致使生产发酵罐废气排放灭菌不彻底，携带含菌发酵液的废气形成含菌气溶胶，导致处在下风向的兽研所受到严重影响。由于布鲁氏菌病具有传染性，引发了公共卫生事件，对社会造成了不良影响。因此，对于生产过程中存在的生物有害因素，应严格控制，防止其传播感染暴露人员。

3.森林脑炎的发病及症状

森林脑炎主要由森林脑炎病毒感染机体所致，具有严格的地区性和季节性。一般情况下，在森林地区，5—7月蜱虫长成成虫并进行吸血时，森林脑炎发病和流行。森林脑炎病毒的传播途径如图7-2所示。

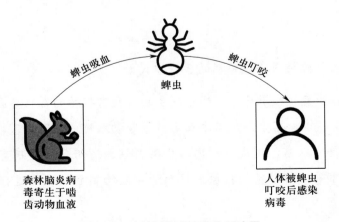

图7-2　森林脑炎病毒的传播途径

（1）普通型。普通型患者感染1～2天就能达到病症高峰期，出现不同程度意识障碍、颈肢瘫痪和脑膜刺激。

（2）轻型。轻型患者前驱期3～4天出现头疼、发热、全身酸疼等类感冒症状，随后中枢神经系统受损。

（3）重型。重型患者起病急剧，突然就高烧到38 ℃以上，并伴有头疼、恶心、呕吐、意识不清等症状，迅速出现脑膜刺激，几小时内就出现昏迷、抽搐等病危症状，容易因为呼吸衰竭而死亡。

学无止境

森林脑炎的发病特点如下。

1. 发热一般在38 ℃以上，以稽留热型最为常见，一般会持续5～10天或以上。

2. 意识障碍、脑膜刺激征和瘫痪是神经系统损害的突出表现。约半数以上病人存在意识障碍，表现为嗜睡、谵妄、昏睡甚至是昏迷状态。体温下降后意识障碍逐渐恢复。脑膜刺激征出现最早、最常见，可持续5～10天，意识清醒后仍可查出。瘫痪多发生在颈部、肩胛及上肢肌肉，下肢肌肉和颜面肌瘫痪者较少。瘫痪表现为缓驰型，多发生于起病2～5天。经过积极治疗2～3周后可逐渐恢复。颈肌瘫痪出现的头无力、头部下垂和肩胛肌瘫痪出现的手臂就像失去身体依托一样的状态，是森林脑炎的特异性症状。

即学即用

1. 在你所处的工作环境中有哪些生物有害因素？

2. 结合前文内容，请你试说明生物有害因素的传染方式有哪些？

3. 请简要描述炭疽、布鲁氏菌病、森林脑炎的发病机制和临床症状。

7.2　生物因素危害防护

学习目标

1. 掌握常见生物有害因素的防护措施。

2. 能正确选用生物有害因素危害防护用品。

一目了然

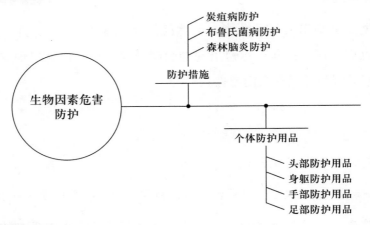

开卷有益

　　生物有害因素不仅是生产作业过程中造成职业危害的重要因素之一，还可能因为其多具有传染性而导致大面积的社会性感染，从而易引发重大公共卫生事件。

　　在日常的生物因素相关的生产作业活动中，从业人员频繁接触生物有害因素，既是受感染者，又成为携带者、传播者，对自身及周围他人的生命健康产生严重威胁。因此，需要加强对生物有害因素的针对性防护，降低相关从业人员职业健康受到的影响。从业人员也应该加强自我防护，不仅保障自身健康，也可有力切断生产中生物有害因素的传播，保护他人健康。

一、生物因素危害的防护措施

1. 炭疽病的防护措施

　　控制人群与炭疽芽孢杆菌的接触是减少人群感染的核心途径，关键措施如图 7-3 所示。

　　（1）加强炭疽防治宣传。在新老炭疽疫区或存在炭疽芽孢杆菌危害因素的用人单位，结合当地及本单位实际情况，制订宣传工作计划，充分利用互联网或线下组织活动等一系列手段，普及炭疽的预防和治疗知识。

　　（2）职业人群预防接种。在新老炭疽疫区或存在炭疽芽孢杆菌危害因素的用人单位，应按照一定周期组织相关从业人员接种疫苗。接种疫苗两天后产生免疫力，一般可维持一年。

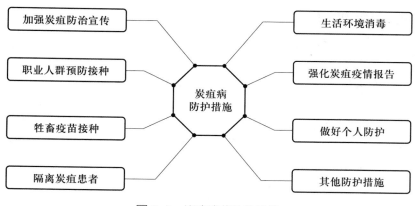

图 7-3　炭疽病的防护措施

（3）牲畜疫苗接种。对牲畜实施普遍预防接种，当接种头数达到畜群总数的70% 时，能够产生有效的保护作用，不仅能够保证牲畜的伤亡减少，还能有效阻断炭疽的传播途径，减少从业人员的接触。

（4）隔离炭疽患者。对疑似炭疽患者、炭疽患者及其密切接触者要做好隔离工作，隔离人群接触过的物品均应烧毁。皮肤炭疽的隔离期限为到创口痊愈、痂皮脱落为止，其他类型在症状消失、分泌物或排泄物检测两次阴性后解除隔离。

（5）生活环境消毒。患者的生活用品应采取高压消毒或焚毁措施彻底消灭，隔离治疗的环境要用含氯消毒剂反复进行彻底消毒，直到隔日连续 3 次检测不出有致病能力的炭疽芽孢杆菌为止。

（6）强化炭疽疫情报告。在新老疫区或存在炭疽芽孢杆菌的用人单位，应定期组织相关从业人员体检，一旦出现炭疽病例或患炭疽动物，应立即向当地疾控中心报告或向动物疫病预防控制中心报告。

（7）做好个人防护。可能遭受炭疽危害的人群在工作时应有保护工作服、帽、口罩等，严禁吸烟及进食，下班时要对脱下的衣服进行清洗、消毒。皮肤受伤后立即用 2% 碘酊涂擦。密切接触者及带菌者可用抗生素预防。

一般来说，在受到生物攻击的情况下，往往来不及使用疫苗预防。因此，对污染物品和炭疽患者的接触者，需要预防性地给予氟喹诺酮、四环素、大环内酯类或头孢菌素等抗菌药物。对一般接触者，可以给予口服的抗菌药物，按一般剂量，根据威胁的严重程度用药 3 ~ 7 天。但对直接吸入了被炭疽芽孢杆菌污染的物品者，应当给予注射抗生素。接受预防投药者不使用疫苗预防。

第 7 章　生物因素危害及防护

2. 布鲁氏菌病的防护措施

控制人群与布鲁氏杆菌的接触是减少人群感染的核心途径，关键措施如图 7-4 所示。

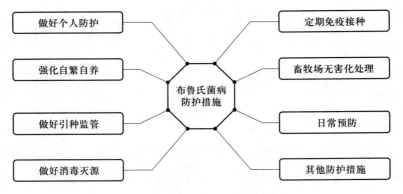

图 7-4　布鲁氏菌病的防护措施

（1）做好个人防护。畜牧业、养殖业等行业的用人单位应为从业人员配备口罩、防护服、工作鞋等防护用品，做好佩戴前后的卫生清洁工作。如果作业人员身体遇到不适，应及时进行布鲁氏菌病的排查，以免病情加重。

（2）强化自繁自养。引进的牲畜中携带布鲁氏菌病的可能性高，自繁自养的牲畜携带布鲁氏菌病的可能性较低，强化自繁自养可以综合防控布鲁氏菌病。

（3）做好引种监管。针对引进品种牲畜，采取"封闭式""全进全出""繁养封闭"等模式，禁止与本地品种混养。确保圈舍内部的通风性和散热性良好，做好对圈舍内部清理消毒管理工作。

（4）做好消毒灭源。及时清除畜舍内部的污水和污物，建立消毒管理工作机制，对养殖区进行严格划分，生活区和生产区彻底分离。所有车辆通过消毒以后才能进入，人员应该穿隔离服，并且经全面消毒后才能进入。

（5）定期免疫接种。根据养殖区域具体情况，选择布鲁氏菌病疫苗对牲畜进行接种；在接种 1 ~ 2 年后，为了强化疫苗的免疫效果采取补充免疫措施。

（6）畜牧场无害化处理。出现布鲁氏菌病的养殖场应采取持续 2 年的覆盖检测，检测报告结果符合疫病防控标准后解除覆盖检测。新引入的牛羊，应带有阴性检测报告，隔离 45 天记录信息，养殖区应设置防疫标志。

（7）日常预防。宰杀、搬运、加工牛羊等作业必须穿戴工作服、口罩、帽子和胶手套，在上岗前和作业后对手及用品、用具彻底进行消毒处理。每年定期接受包括操作规程和布鲁氏菌病防治知识的培训，每个相关从业人员必须有健康档案。

3. 森林脑炎的防护措施

防止蜱虫叮咬是减少人群感染森林脑炎的核心途径，关键措施如图 7-5 所示。

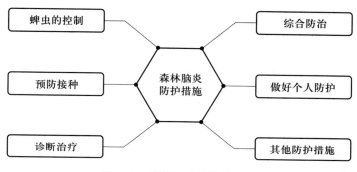

图 7-5　森林脑炎的防护措施

（1）蜱虫的控制。利用氨基甲酸酯类化合物、拟除虫菊酯类化合物、抗生素类药物等杀蜱剂进行灭蜱是控制森林脑炎发病和流行的主要途径。

（2）预防接种。对可能接触森林脑炎病毒的职业人群在流行季节前 2 个月进行预防接种。分两针接种，接种时间间隔为 7 ～ 10 天。接种后一个半月到两个月产生免疫力，可持续 1 年，此后每年注射加强针确保免疫力持续有效。

（3）诊断治疗。针对森林脑炎病毒没有特效药物治疗，应用利巴韦林静脉滴注疗程 21 ～ 28 天，治疗效果比较好。对后遗症处理，可采用针灸、推拿、按摩、电疗、热疗等综合措施，精神后遗症可试用睡眠疗法。

（4）综合防治。蜱媒传染病在动物间的流行比人群间的流行早，应建立有效的卫生监测系统为人群提供早期预警。提高相关从业人员对于蜱媒传染病的认识，并掌握遭蜱虫叮咬时的一些应急处置措施。

（5）做好个人防护。相关从业人员在进入林区工作时应穿长袖、长裤、长布袜等紧口工作服，可在衣物上撒 10% ～ 20% 二二三或六六六粉剂。作业结束后立即将身上的蜱虫捕捉干净，脱下的衣物用 20% ～ 50% 二二三乳剂浸泡。林边居住区周围 30 m 内应清除杂草、灌木丛等，保持环境卫生。

第7章　生物因素危害及防护

案例剖析

　　某通信公司的一工作员工已有近30年工龄，其所从事的工作性质决定了他一年中会有一大半的时间扎在林区，上山检修维护通信基站是他的工作常态。在一次进山维护设备、低头察看设备基座时，该员工突然觉得背上一阵疼，像是被虫子叮咬了一下。作业结束，回到宿舍后，该员工发现自己的左腋下至腰间的部位，有个硬硬的"小点儿"，他顺手就把"小虫子"揪出来弹到了地上，简单地用清水进行了处理。一周后，出现发热、头痛、恶心吐等症状，而且头抬不起来。后前往本省的森工总医院检查，经诊断他患上了森林脑炎。

　　盛春季节是森林脑炎发病的高峰期，在进入林区前需要做好足够的防治森林脑炎发病的措施。导致这一事件的原因有3点：该员工未及时接种疫苗，身体缺乏相应免疫力；该员工在进入林区作业前，没有做好个人防护措施；在被蜱虫叮咬后没有采取正确的处理方式，导致治疗最佳时机白白错失。

二、生物因素危害防护用品的使用方法

　　防护用品是预防生物因素危害的必要物品，给可能接触生物危害因素的作业人员配备相应的个体防护用品是预防生物因素危害的重要措施。按照防护部位不同，生物因素危害防护用品可分为头部防护用品、躯体防护用品、手部防护用品和足部防护用品，如图7-6所示。

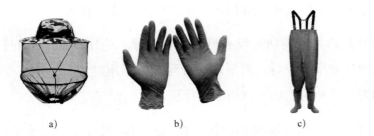

图7-6　生物因素危害防护用品

a）防虫面罩　b）医用手套　c）连脚皮裤　d）长筒胶靴

1. 头部防护用品

　　头部的各个器官是接触生物有害因素最直接的部位，如口、鼻、眼、面部皮肤等，都是生物有害因素侵入人体的关键途径。因此，需要为接触生物有害因素的从业人员配备头部防护用品。头部防护用品是为了防止生物危害因素对职工的头部造

成侵害而配备的个人防护装备，包括口罩、防护面罩、防虫面罩、护目镜等。

（1）口罩。口罩使用前后都应严格清洗手部；佩戴口罩时应使口罩紧贴面部，完全覆盖口鼻和下巴；佩戴中尽量不要用手去摸口罩，以免口罩上的生物有害因素黏到手上而降低口罩的保护作用；脱下口罩时，口罩外侧有被污染的可能，应尽量避免触摸口罩向外部分；脱下的口罩应放入胶带或纸袋内包好，再放入有盖的垃圾桶内弃置；医用口罩至少每天更换 1 次，其他类型的口罩可以根据本单位具体情况规定更换时间，如有破损或弄污应立即更换。

（2）防护面罩。挑选大小和松紧度合适的防护面罩，避免使用中晃动、遮眼、戴不上；帽内衬要贴合额头皮肤、夹紧帽箍使防护面罩不晃动；摘下防护面罩时应先解开帽箍；使用完毕的防护面罩应用清洁剂清洗、晾干。

（3）防虫面罩。挑选大小合适、网格密度符合防虫要求的防虫面罩，避免使用中晃动、遮眼、网格过大；帽内衬要贴合额头皮肤，系好帽绳，扎好防护网裙边；摘下防虫面罩时，应先解开防护网裙边再解开帽绳，随后摘取；使用完毕的防虫面罩应该用清洁剂进行清洗、晾干。

（4）护目镜。挑选大小合适的眼镜，避免使用过程中晃动；眼镜框架与脸部要吻合，佩戴时应严格调整眼镜束带或镜架松紧度；使用完毕后应用温水、肥皂水、专用清洗剂或超声波眼镜清洗器等方法清洗护目镜，清洗后用软布或专用纸吸干水。存放护目镜时，镜片应朝向不易被刮伤、手不易碰触、不易被污染的地方妥善保管。

2. 躯体防护用品

日常穿着的衣服无法有效阻挡生物因素的侵入，因此需要为在可能存在生物有害因素的生产环境工作的作业人员配备躯体防护用品。防护服可以保护人体不受外界环境的侵害，以及人体自身对产品和工作环境的影响，使用方法如下所述。

（1）前期准备。选择防护服时应确保防护等级及性能与使用场合需求的性能一致，且符合自身尺寸。检查防护服的整体完整性和气密性，去除尖利物以免在工作中造成防护服的损坏。

（2）场所选择。最好在更衣室穿戴防护服，在某些应急救援的情况下可选择在冷区穿戴，且应确保其他必要的辅助系统如工期设备、清洗消毒设备等准备就绪。

第 7 章　生物因素危害及防护

（3）穿防护服。首先，将防护服展开，撑开防护服的颈口、胸襟，两腿先后伸进裤内，穿好上衣，系好腰带；其次，戴上防毒面具，并检测面具密闭性，扎好防护服胸襟、系好颈带；最后，戴上防护手套，放下外袖并系紧。

（4）脱防护服。在脱下防护服前一定要进行必要的清洗去污。首先，洗消除污后，自下而上解开各系带，先脱下头罩，拉开胸襟至肩下；其次，两手缩进袖口内并抓住内袖，两手背于身后脱下手套和上衣；再次，将两手插进裤腰往外翻，脱下裤子；最后，卸下空气呼吸器，摘下防毒面罩。

3. 手部防护用品

手部是相关作业人员接触生物有害因素可能性最大的部位，佩戴手部防护用品是预防生物有害因素的关键防护之一。手部防护用品主要是手套，可有效避免人和牲畜之间交叉感染，进而保障作业人员的身体健康。手套的种类比较多，用于生物有害因素防护的手套主要是医用手套和硅胶手套。

（1）医用手套。打开手套包，用一手掀起口袋的开口处，用另一手捏住手套翻折部分并取出手套，对准五指戴上。用相同的方法掀起另一只袋口并将手套戴好，双手对合，交叉调整手套位置。

应根据自己的手大小选择尺码合适的手套，查看手套外包装上的有效期，检查外包装是否严密。手套的使用不能替代手部卫生清洁，佩戴前后应严格清洗手部。作业过程中发现手套破损，应及时更换新手套，更换前也应再次进行手部卫生清洗。戴手套时不要触碰手套清洁面，不可有接听电话、写字、打字等其他行为。

（2）硅胶手套。有许多接触生物有害因素的行业，如一些小型畜牧场、农场等，不使用医用手套，可采用硅胶手套进行防护。由于使用期限相比医用手套较长，除了不用按照医用手套每次更换外，其他佩戴使用方法都必须参照医用手套的要求。

4. 足部防护用品

在生产过程中，相关作业人员的脚部长期接触地面，染病家畜的皮毛、血液、粪便、落地的尘埃等落到地面的生物有害因素，会通过脚部的皮肤、鞋面积累、衣服抖落等方式使作业人员被感染，足部防护用品可以有效避免人和牲畜之间交叉感染，主要包括长筒胶鞋和连脚皮裤。

（1）长筒胶鞋使用注意事项。接触生物有害因素的从业人员应根据自己的脚大小选择合适的长筒胶鞋，并查看外包装上的有效期，检查胶鞋是否严密。胶鞋的使用不能替代脚部卫生的保持，穿着胶鞋前后应对脚部进行彻底清洗，穿着完毕后将胶鞋口封闭或扎紧。作业过程中出现胶鞋破损应及时更换新胶鞋，更换前应进行脚部卫生清洁，穿胶鞋时不要触碰胶鞋清洁面。

（2）连脚皮裤使用注意事项。注意事项与长筒胶鞋一样，需要注意作业结束后应对脱下的连脚皮裤进行充分的消毒清洗。

即学即用

1. 假如你所处的工作环境中存在生物有害因素，可以采取哪些防护措施？

2. 结合前文内容，请你分别简要介绍炭疽、布鲁氏菌病、森林脑炎的防护措施。

3. 假如你所处的工作环境中存在生物有害因素，可选用的个体防护用品有哪些？使用过程中应注意哪些问题？

第7章 生物因素危害及防护

职业健康与卫生

中国特色企业新型学徒制培训教材

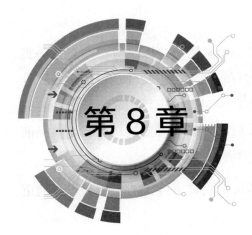

第8章

职业性肌肉骨骼
损伤及防护

8.1 职业性肌肉骨骼损伤识别

学习目标

1. 理解职业性肌肉骨骼损伤危害的基本概念及分类。

2. 掌握常见肌肉骨骼损伤，并能识别常见肌肉骨骼损伤的危害。

一目了然

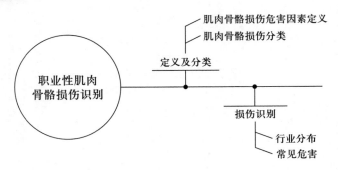

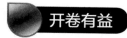
随着科技发展，机械自动化程度提高，劳动者的作业方式发生了较大的变化，高负荷、重体力劳动已逐渐被取代，负荷低、节奏快、重复高、时间长、强迫体位等已成为现代工业劳动者的主要作业特点。这些作业方式极易引发局部肌肉疲劳，如长期慢性累积，容易导致工作相关肌肉骨骼损伤，对劳动者的身心健康、企业效益和社会保障均造成严重影响。

工作相关肌肉骨骼损伤也称为职业性肌肉骨骼损伤，因其发病率高、危害大，无论在发达国家还是发展中国家，都居最重要的职业健康问题之列，其成为重点关注和亟待解决的职业卫生问题。

认识导致职业性肌肉骨骼损伤的危害因素，了解如何识别职业性肌肉骨骼损伤及其危害，有效预防职业性肌肉骨骼损伤，将其危害降到最低，变得尤为重要。

一、职业性肌肉骨骼损伤危害因素定义及其分类

1. 职业性肌肉骨骼损伤定义

职业性肌肉骨骼疾患是在职业活动中引起的以肌肉、骨骼、神经等系统损伤为主的一大类疾病，具体表现为由于暴露于职业危害因素而导致肌肉骨骼系统出现不适、麻木、疼痛、活动受限等症状，且持续时间超过 24 h，经短暂休息后也未能恢复，同时排除其他内科急症、身体残疾或病症后遗症等病因。职业性肌肉骨骼损伤属于慢性累积性职业伤害，常见的鼠标手、网球肘、冰冻肩等都属于这类损伤范畴。

职业性肌肉骨骼损伤可能经历从轻度到重度的发展过程，如图 8-1 所示。

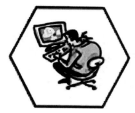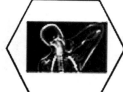

早期阶段
工作时肢体疼痛和疲乏，工作结束后症状消失，不影响工作状态

中期阶段
工作时肢体疼痛和疲乏，夜间症状持续，重复工作能力降低

晚期阶段
休息时感觉疼痛、疲乏和虚弱，且不能入睡，也不能从事轻体力劳动

图 8-1 职业性肌肉骨骼损伤发展过程

第 8 章 职业性肌肉骨骼损伤及防护

资料卡片

职业性肌肉骨骼损伤存在个体差异性，并不是每个个体都会经历前述的 3 个阶段。事实上，很难表明什么时候一个阶段结束，下一个阶段开始。最早开始的疼痛是一个信号，说明肌肉和肌腱需要休息和恢复。否则，损伤会变成永久的、不可逆的。职业性肌肉骨骼损伤诊断通常由实验室和电生理实验确诊，比如神经肌电图和核磁共振成像技术可以提高诊断信息的质量。

2. 常见职业性肌肉骨骼损伤分类

职业性肌肉骨骼损伤的主要特征是疼痛、不适和活动受限，表现在下背、肩、颈、前臂和手等部位疼痛、僵硬、痉挛和麻木等。在许多病例中，会出现关节僵硬、肌肉受影响区域红肿，也可能经历针刺样感觉、发麻、肤色改变、手部出汗减少等症状，常见职业性肌肉骨骼损伤的类型、具体描述及病因见表 8-1。

表 8-1　常见职业性肌肉骨骼损伤

损伤类型	具体描述	病因
肌肉骨骼疼痛	以腰部、背部、肩部的放射性疼痛、酸痛、挤压痛、咳嗽痛、牵拉痛等为主，需要体力活动的职业可能会引起腰背痛	搬、抬作业负荷和体力负荷过大，重复或静态的不良工作姿势，时间压力大、工作太累、工作节奏快，腰背痛的发生与不间断工作成正比
颈痛	颈背疼痛、上肢无力、手指发麻、下肢乏力、行走困难、头晕、恶心、呕吐，甚至视物模糊、心动过速及吞咽困难等	高体重指数、工作时频繁伸展颈部、较高的初始疼痛强度和较高的心理工作要求
慢性疼痛综合征	疼痛持续时间超过 3 个月即视为慢性疼痛。标志性症状包括灼痛感、痛觉过敏和触诱发痛	疼痛所致失业和既往工作变动也是慢性疼痛的危险因素
滑囊炎	滑囊炎最常出现在膝关节、肩关节、转子间、跟后和鹰嘴囊	任何可使滑囊承受反复机械应力的职业都可能导致滑囊炎的发生
腰椎间盘源性背痛	存在经影像学证实椎间盘退行性病变的情况下有背痛，伴或不伴下肢神经根症状	职业相关姿势与异常负荷和抬举所致压力相关。振动设备的使用被认为是十分有害的

学无止境

职业性肌肉骨骼损伤可按照损伤组织、损伤部位、急慢性进行分类。

1. 按损伤的组织分类

按损伤的组织可分为肌肉损伤、肌腱损伤和神经损伤，如图 8-2 所示。

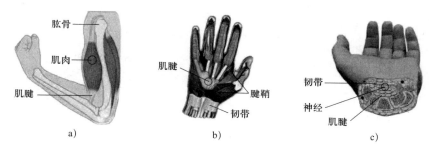

图 8-2　职业性肌肉骨骼损伤按损伤组织分类

a）肌肉损伤　b）肌腱损伤　c）神经损伤

2. 按损伤的部位分类

按损伤的部位类型有：颈部、肩部、背部（包括上背部和下背部）、手部、手腕部、肘部、膝部、踝部等肌肉骨骼损伤。

3. 按急性慢性损伤分类

急性的职业性肌肉骨骼损伤是由短期的强负荷引起的，会导致结构和功能的突然失效（例如，由于沉重的升力而导致肌肉撕裂，或由于俯冲而导致骨折，或由于剧烈运动而导致椎关节阻塞）。

慢性的职业性肌肉骨骼损伤是由长期性超负荷引起的，导致持续增加的疼痛和功能障碍（如韧带的磨损和撕裂、腱鞘炎、肌肉痉挛和硬化）。慢性损伤可能看起来愈合得很快，并没有造成明显的伤害，因此容易被忽视。

3. 职业性肌肉骨骼损伤危害因素

职业性肌肉骨骼损伤的发生由多种危险因素引起，见表 8-2。

表 8-2　职业性肌肉骨骼损伤危害因素

危害因素		影响作用
生物力学因素	主要包括用力受力负荷、静力负荷、作业体位、重复动作、不良姿势等	外部负荷通过组织疲劳、工作方式和肌肉结构的共激活作用的改变，而导致组织形状的改变
		组织内部负荷一旦超过力学耐受性或组织结构抵抗负荷的能力，即可引发组织损伤

第8章　职业性肌肉骨骼损伤及防护

续表

危害因素		影响作用
生物力学因素	主要包括用力受力负荷、静力负荷、作业体位、重复动作、不良姿势等	肌肉和韧带承受相当大拉力时，骨和关节表面可产生相当大的压力，造成一定的机械损伤。损伤可以由突然过量负荷造成，也可能因反复承受负荷引起
		反复或长时间转身、弯腰、颈部长期前屈、后伸、侧弯和扭曲等不良姿势可引起肌肉疲劳，导致相应部位的退行性改变
工作组织因素	主要包括作息时间分配、作业方式、作业时间、重复动作频率、生产速率等	工作组织不合理或生产管理不善均可引起职业性肌肉骨骼损伤，包括工作负荷大、时间紧、轮班和作息时间不合理、调换不合适工种等
		大量证据表明，轮班工作是一种普遍的组织压力，可以带来各种不同的直接或间接的健康影响
社会心理因素	主要包括精神紧张、工作快节奏、单调工作、生活压力等	不良的社会心理因素可诱发职业性肌肉骨骼损伤，而职业性肌肉骨骼损伤又会对心理、社会状态产生消极影响，进一步增加劳动者的危险性
		时间压力、心理负担会增加职业性肌肉骨骼损伤发生的风险，工作控制、社会支持、工作满意度和人格特征也对职业性肌肉骨骼损伤有一定程度的影响
		不利的心理社会因素可导致劳动者行为发生变化，诱发工作应激，导致职业性肌肉骨骼损伤有关的生理和主观感受的变化，诱发职业性肌肉骨骼损伤
个体因素	主要包括劳动者的一般情况、健康状况和生活方式等个体因素	随着年龄、工龄的增长，职业性肌肉骨骼损伤的发生率增高；男女之间也存在差异，女性患颈部、肩部、腕部肌肉骨骼疾患的几率高于男性
		职业性肌肉骨骼损伤易感、共患疾病、吸烟及缺乏体育锻炼可增加职业性肌肉骨骼损伤的发生率
		吸烟能增加劳动者患下背痛和腕管综合征的风险，超重可增加患腕管综合征的风险
作业环境因素	主要包括工作温度、噪声、振动、工作照明等	振动影响肌肉和血管的营养供应，不利于肌肉疲劳的恢复，可导致手痛、手麻、手胀，随着接触振动时间的增加，耳鸣、记忆力下降的发生率显著上升
		强体力负荷状态下高温暴露可能导致体温升高，低温暴露可使人体的调节能力减弱、反应迟钝

其中，局部肌肉用力受力负荷过大、时间过长、重复频率过高，是造成慢性肌肉骨骼疾患的 3 个基本因素，如图 8-3 所示为表中提及的生物力学因素。

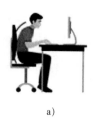 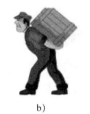 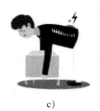 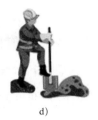

a)　　　　　　　　b)　　　　　　　　c)　　　　　　　　d)

图8-3　生物力学因素

a）久坐的办公一族　b）繁重的体力劳动　c）错误的搬运方式　d）连续的重复作业

二、常见职业性肌肉骨骼损伤的识别

1. 职业性肌肉骨骼损伤的行业分布

职业性肌肉骨骼损伤的高危行业为护理、航空运输、采矿、食品加工、皮革鞣制、重/轻工业（包括汽车、家具、电子电气产品、纺织、制衣/鞋行业等）。此外，肌肉骨骼损伤在密集型手工作业中较为普遍，如文职、邮政、保洁、工业检测和包装。卡车司机、仓库工人、飞机行李搬运工、建筑工人、护士、护士助理及护工、起重机等大型机械驾驶员易发生背部和下肢损伤。

（1）煤矿行业。煤炭生产环境特殊，工作复杂。由于煤矿工人作业时经常需要长时间扭曲、前屈、后伸，加之劳动负荷大、工作环境潮湿等，导致身体多部位损伤。煤矿作业工人身体各部位职业性肌肉骨骼损伤的患病率均较高，其中颈部是损伤最为严重的部位，其次为肩部、下背部（腰）和膝部。

（2）建筑施工行业。建筑工人工作环境较为艰苦且劳动强度高，需要比一般劳动者付出更多的体力劳动，存在着诸多导致职业性肌肉骨骼损伤的危害因素，例如重复运动（抬高/放低）和搬举重物等。

（3）化工行业。工作负荷以弯腰、转身、手或胳膊用力操作为主，长时间站、走动及同一姿势作业普遍存在。化工行业中存在许多职业危害因素，如有毒有害化学物、粉尘以及噪声、高温等不良作业环境，都会导致职业性肌肉骨骼损伤的发生。

（4）制造业。绝大多数制造业属劳动密集型产业，广泛存在高负荷、节奏快、重复性高、强迫体位等不良姿势或活动。这些工效学负荷或因素是导致作业人员发生职业性肌肉骨骼损伤的重要原因。如金属加工行业中多为手工操作和机械作业，首先造成损伤部位为下背，其次为肩和颈部，与一般手工操作的患病模式相似，严重的下背痛与长期从事重而频繁的提举活动有关。

第8章　职业性肌肉骨骼损伤及防护

值得注意的是，大多数工业生产中存在流水线作业，其不良作业姿势可对工人造成过度肌肉负荷和脊柱压力，并使机体产生生理性应激反应。长期处在这种应激条件下，会造成肌肉、神经及肌腱的过劳损伤，从而导致职业性肌肉骨骼损伤的发生。

2. 常见职业性肌肉骨骼损伤的危害

职业性肌肉骨骼损伤的临床表现多样，主要表现有全身疲乏无力、腰背肩颈痛、前臂痛、手痛、僵硬、痉挛、麻木、感觉异常和震颤等，另外可有易激动、偏头痛、眼部充血、消化不良、腱鞘炎等，体格检查可能发现弥漫性肌痛、前臂伸躯肌腱及手部肌肉和关节囊的压痛等。下背痛、颈肩腕综合征、腕管综合征、下肢肌肉骨骼疾患是职业性肌肉骨骼损伤较常见的危害。

（1）职业性下背痛。职业性下背痛是指由于背部症状所导致的活动限制和不适，除去外肿瘤、骨折、感染所致的腰背痛，一般呈间歇性发作，严重时可致劳动力丧失，间歇期数月至数年不等，不发作时症状消失且能正常活动。好发职业人群包括金属机械加工从业者、护理人员、缝纫工人、木材装饰工人。

职业性下背痛发病的原因主要有：抬举或用力搬移重物；弯腰和扭转，如姿势不当等；身体受振动；气候因素，如冷、潮湿、受风等；重体力劳动；还有与工作相关的心理社会因素，如应激、寂寞、缺乏社会支持、工作满意度低等。

（2）颈肩腕综合征。颈肩腕综合征是指以工作相关的颈、肩、腕疼痛、不适及功能障碍为主要特征的一类慢性肌肉骨骼损伤，表现为疼痛、肌张力减弱、感觉过敏或麻木、活动受限等，严重者只要工作就可立即产生剧烈疼痛。多见于视频作业、伏案工作和键盘操作者、流水线工人、手工劳动者等职业人群。

颈、肩、腕损伤可以单独发生，也可以是2～3种损伤共同出现。其主要原因是长时间保持一种姿势，特别是不自然或不正确的姿势。例如，头部过分前倾、手部反复曲、伸、用力等频繁活动或进行重复、快速的操作等。

（3）腕管综合征。腕管综合征是正中神经在腕管内受到嵌压后，引起其所支配范围的手部感觉和运动功能损伤的临床表现，好发于屠宰、编制、肉类包装、缝纫及电子业等流水作业，以及使用装订机、锤、剪、扳钳、割草机和振动性工具的行业中。

（4）下肢肌肉骨骼疾患。下肢肌肉骨骼疾患多数以疼痛为主要临床表现，有时会伴随有局部红肿、麻木、无力甚至于变形等症状，其中髋关节炎和膝关节炎较为常见。下肢肌肉骨骼疾患多与站立、爬台阶、跪或蹲、高体力负荷的工作有关。

资料卡片

除前述提到的腕管综合征的好发职业人群外，计算机操作者也是腕管综合征的高危人群。他们经常反复机械地点击鼠标，右手食指及连带的肌肉、神经、韧带处于一种不间歇的疲劳状态，使腕管神经受到损伤或压迫、神经传导被阻断，造成手部的感觉与运动障碍。此外，由于不停地在键盘上打字，肘部经常低于手腕，而手高高抬起，神经和肌腱经常处于压迫状态，从而出现发麻、手指失去灵活性等症状。这种病症已成为一种现代文明病，即"鼠标手"。

学无止境

除了前述提到的 4 种常见危害外，表 8-3 所列为一些其他常见职业性肌肉骨骼损伤的部位、症状及可能原因。

表 8-3 常见职业性肌肉骨骼损伤的部位、症状及原因

损伤危害	受损组织	主要症状	可能原因
颈部和上背部的肌筋膜疼痛	肌肉，肌腱，神经	感觉重、酸痛，上背部和颈部僵硬，影响睡眠	过度工作，长期静态或重复性工作状态
肩峰下滑囊炎（肩峰撞击）	肩峰下滑囊、关节囊	肩痛、活动受限	肩关节的重复上举运动
肩袖肌腱炎	肩袖肌腱，位于肩关节深层	肩痛，活动受限，可涉及上背部后面	重复的肩关节运动，尤其是过度的旋转投掷运动
网球肘（红谷外上髁炎）	手臂拇指侧的肘关节肌腱及伸腕肌群	肘痛、不能拧毛巾和徒手搬运	手臂重复旋转运动或提重物
拇指肌腱炎或桡骨茎突腱鞘炎	拇指肌腱（从指甲至腕部）	拇指疼痛，对掌和抓物困难	拇指重复按压或牵拉
手指腱鞘炎（扳机指）	肌腱、滑膜（肌腱的衬垫）	手指僵直固定，要靠推拉解除	重复使用手工工具或是握持动作
慢性腰痛（腰椎间盘突出、椎管狭窄、滑脱）	下腰部	疼痛、活动受限	长期久坐或反复负重弯腰的工作模式
膝关节退变	膝关节	疼痛、上下楼加重	长期站立、蹲起、上下楼梯
跟腱周围炎、跟痛症	足跟部	疼痛、活动受限	长期站立或行走

第 8 章 职业性肌肉骨骼损伤及防护

即学即用

1. 在你所处的工作环境中，职业性肌肉骨骼损伤危害因素有哪些？

2. 在你所处的工作环境中，职业性肌肉骨骼损伤危害因素是否对你造成了一定的影响？

3. 请结合前文内容以及你所从事行业和作业的特点，试总结本行业职业性肌肉骨骼损伤的特点。

4. 请结合前文内容，试简要描述你所从事的行业中常见职业性肌肉骨骼损伤可能造成的危害。

8.2 职业性肌肉骨骼损伤防护

学习目标

1. 掌握职业性肌肉骨骼损伤的防护措施。

2. 能采取合理有效的个体基本防护措施对职业性肌肉骨骼损伤进行防护。

一目了然

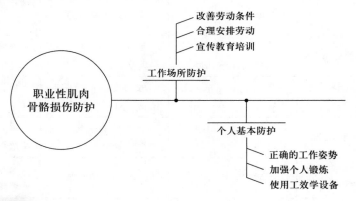

开卷有益

大量流行病学调查表明，职业性肌肉骨骼损伤风险存在于许多行业、职业和工种人群。为了有效保障从业人员免受职业性肌肉骨骼损伤的危害，应采取科学合理的防护措施。

做好职业性肌肉骨骼损伤防护的前提是预防。职业性肌肉骨骼损伤的预防原则大致分为工效学原则和危险控制原则，这两大原则从不同角度说明了预防策略的具体要求。从组织层面和个体层面出发，采取合理的防护措施，可有效保障从业人员免遭职业性肌肉骨骼损伤。

一、工作场所防护措施

1. 开展宣传教育培训

认真开展相关健康教育，对劳动者进行上岗前、定期的宣教和培训，使其了解所从事工种的职业安全卫生注意事项，提高对作业场所可能存在的职业有害因素的认知度，改变不良的工作生活习惯。

（1）对于重体力负荷的搬举作业，应考虑作业者所能承受的最大重量，避免或合并不必要的人工搬举，并指导其采用正确的搬举姿势。

（2）对于以静态负荷或重复性动作为主的作业，应针对性指导其调整工作节奏，减少重复性动作、动作持续时间及动作频率。

（3）对于不良姿势作业，应指导其调整作业姿势，减少不必要的身体弯曲。

（4）此外，还需开展体育活动如工间操，增强体质锻炼、提高机体耐力等。

2. 合理安排劳动

用人单位应根据不同劳动强度、工种、年龄、人数等因素合理安排工作任务，注意平衡工作和休息时间，并考虑为作业人员分配坐姿和立姿相交替的作业，使作业更高效和舒适。此外还需提高员工的决策度，增强员工团队合作感，增加奖罚制度，并定期检查和维护劳动工具。

（1）对于重负荷作业，应制定负重标准限值，严禁超负荷作业。

（2）对于手工搬运作业，应规定在箱子、容器上配备把手或手柄，避免搬运时物品滑落。

（3）对于有强迫体位的作业，应鼓励劳动者在工作前、工作期间或工作后进行体育锻炼，以加强肌肉力量，尽快恢复肌肉疲劳。

第8章　职业性肌肉骨骼损伤及防护

学无止境

劳动组织安排应做到的危险控制原则如下：

1. 针对提举和移动物体操作

避免手工重负荷操作；避免移动物体越过障碍物；避免在不平坦或光滑的通道、台阶或楼梯上搬运；避免高强度或频繁的手部操作；避免提举和搬运较大和较重物体；采用起重机械或使用小型提举设备；标记重物体负荷或内部负荷不对称；提供手工操作培训。

2. 针对其他强负荷作业

如推或拉重物、运输车辆中货物安置、脚手架安装、转移病人等，原则包括：提供安全的操作条件；提供有轮子的运载工具；避免在受限空间操作；避免有障碍和不平坦地面操作。

3. 工作时间高度重复相似或同样工作

这种情况下，操作者无权决定作业节奏、顺序、作业和休息时间等。危险控制原则包括：调整劳动组织（工作轮换、工作多样化等），减少个体操作的重复程度；赋予劳动者自主决定休息时间的权利；使具有高负荷且不能避免的单调重复性作业机械化。

3. 改善工作场所劳动条件

根据工效学要求，提供良好的工作场所，改善劳动条件，提供适宜的温度、湿度和照明度等，并减少振动、噪声等职业有害因素的影响。

（1）对于手工搬运作业，应配备起重机、液压升降装置、升降台、输送带、手推车等机械装置搬运重物，还需考虑将常用物料、工具摆放在作业人员方便拿取的区域。

（2）操作精密作业时，需提供手部支撑装置。

（3）对于坐姿作业，工作台的高度应在肘关节高度附近。

（4）对于立姿作业，手的高度应略低于肘关节水平，推荐使用可调节式工作台，或配备可调节的垫脚板等。

学无止境

改善工作环境应考虑的因素如下：

1. 工作场所的大小；

2. 通风应考虑的因素；

3. 根据当地气候条件调节工作场所的热环境；

4. 照明与最佳的视觉感觉；

5. 房间和工作设备的颜色、亮度与视觉感受；

6. 声学与其对环境的影响；

7. 振动和冲击对身体的损害，或可能造成的感觉神经系统、运动神经系统失调；

8. 工作场所有害物质接触；

9. 室外工作时，不利气候条件影响的消除。

二、个人基本防护措施

1. 采取正确的工作姿势

工作中尽量采取正确的工作姿势，避免强迫体位和不良姿势。站姿或坐姿工作，都要注意使身体各部位处于自然状态，避免过度倾斜或弯曲。如果需要高低变化，应在工作台或座椅设计中加以解决，使之可根据使用者的需要进行调节。在生产作业容许的情况下，能够让劳动者根据需要适当变换操作姿势，使其更加符合人的生理和心理特点，如图 8-4 所示为作业时正确的和错误的工作姿势对比。

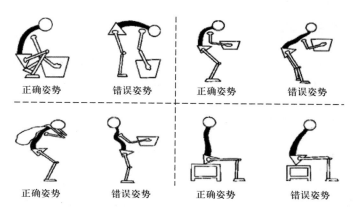

正确姿势　错误姿势　　正确姿势　错误姿势

正确姿势　错误姿势　　正确姿势　错误姿势

图 8-4　正确的和错误的作业姿势对比

第 8 章　职业性肌肉骨骼损伤及防护

2. 加强个人锻炼和练习

加强锻炼可使从业人员的固有作业能力提高、体魄强健。锻炼通过反复使用改善劳动者先天固有的生理功能和能力，例如心血管、呼吸系统的功能或肌肉的力量。加强有氧耐力最大强度的锻炼，可使肌纤维变粗、糖原含量增多、生化代谢发生有益的适应性改变。此外，可使心脏每搏输出量增大，心率增加不多；呼吸加深、肺活量增大；机体利用氧的能力显著提高。职业性肌肉骨骼损伤患者，在锻炼前要先咨询理疗师，如果伸展或锻炼项目设计不合理，可能加剧现有症状。

除了锻炼，从业人员在工作中也应加强反复练习，使自身不断适应工作条件。不断重复工作中所做的动作可改善作业技能。例如，反复执行某项操作可以变得熟练。练习能够使机体形成巩固的条件反射或肌肉记忆，可使参加活动的肌肉数量减少，动作更加协调、敏捷和准确，不易疲劳，提高作业能力。

3. 使用良好工效学设备

建立良好的人机系统，设计可调节的工作台、办公桌椅等，劳动工具的厚度、长度、形状和大小应按照作业人员的尺寸进行设计。如劳动工具的位置应稍低于肘关节并处于身体的前位，或为作业人员配备腰椎保护带，以满足作业人员在不同工作姿态下维持骨骼系统正常的生理姿态，避免弯腰或身体扭曲，将肌肉骨骼负荷减至最低程度，使作业人员可以更加高效、安全和舒适地工作。

学无止境

职业性肌肉骨骼损伤预防工效学原则：

1. 活动与休息的平衡

暂停和休息是从负荷产生的紧张中恢复和预防累积疲劳的必要条件。平衡的目标应是负荷下活动时间与不活动放松时间的结合，避免超负荷和不活动。

2. 任务设计与工作能力相适应

通过工作设计（包括工作设备、工具、环境、空间和工作组织等）使工作条件适应工作者的能力，或通过培训和职业调整提高工作者能力，以实现工作需要与工作能力之间合适的平衡。工作能力应考虑工作者年龄和性别的不同。

3. 工作执行策略

肌肉骨骼系统超负荷的危害因素来自工人工作时的执行方法。执行工作任务时负荷重心应靠近人体中心，身体躯干和肢体应尽量避免扭曲和侧弯姿势，工作频次和持续时间应适度。

4. 避免事故和伤害

工作时应保障劳动者的工作环境和工作过程的安全，避免人体坠落或摔倒导致的肌肉骨骼损伤。使用工具时，通过穿戴如防护头盔、手套或鞋等个体防护装备来避免头部、手和足等部位的肌肉骨骼伤害。

即学即用

1. 在你所处的工作环境中，采取的职业性肌肉骨骼损伤防护措施有哪些？

2. 请结合前文内容以及你所处的工作环境和劳动组织特点，试提出一些有关职业性肌肉骨骼损伤防护的建议。

3. 在你所处的工作环境中，你会采取哪些措施预防职业性肌肉骨骼损伤？

第8章　职业性肌肉骨骼损伤及防护

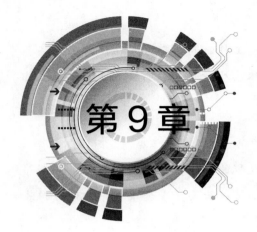

第 9 章

职业心理健康

9.1 职业心理健康基础知识

学习目标

1. 理解职业心理健康风险的概念。

2. 了解职业心理健康的重要性。

3. 掌握职业心理健康的风险因素及分类，并能识别工作中存在的职业心理健康风险因素。

一目了然

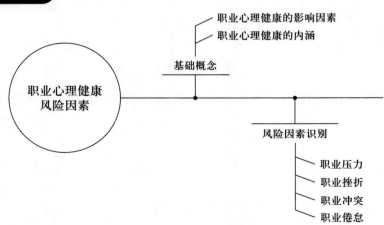

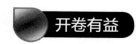
开卷有益

从全球来看，随着经济的不断发展和社会竞争的加剧，越来越多的人患上了各种心理疾病，抑郁症的发病率逐年递增。报告显示，除工作负荷、工作环境等客观因素外，理想与现实差距产生的挫败感是导致职业人群焦虑的重要因素。此外，社会竞争加剧、生活节奏加快、生存成本增加等因素成为职业人群频现焦虑、抑郁和忙碌的现实诱因。

职业心理健康是职业卫生与健康不可割舍的重要部分，是从业人员在职场（工作单位）维持情绪稳定、社会人格稳定、人际关系和谐、工作保质保量、劳动行为安全、身体机能健康等的重要保障，也是构成全民心理健康这一国家战略的重要一环。因此，认识职业心理健康的内涵和标志，识别职业活动中的心理健康风险因素，加强对职业心理健康的重视，对于工作和生活具有重要意义。

一、职业心理健康的含义

1. 职业心理健康的内涵

健康是指一个人在生理、心理和社会上的完好状态。而心理健康是指个体能够恰当地评价自己、应对日常生活中的压力、有效率工作和学习、对家庭和社会有所贡献的良好状态，包括智力正常、情绪稳定、心情愉快、自我意识良好等。

职业心理健康则是从业人员在参与职业活动时，心理过程呈现出一种良好状态，即从业人员在个人的职业活动中不断地适应工作环境，对自身的心理健康状况进行调节，在工作中表现出一种积极健康的心理状态。

职业心理健康的标准和心理健康标准在实质上是一样的，特殊之处在于职业心理健康偏重于从业人员在工作中受到各项与工作相关的因素而表现出的心理状态，主要包括表 9-1 所列的 8 个方面的内容。

表 9-1 职业心理健康的标志

标志	具体描述
认知	心理健康的从业人员应具有适度的敏感性，能够真实感知内外世界、思维逻辑正常、具有全面且独立的认知，以及良好的联想能力
情绪	对心理健康的从业人员来说，无论情绪的激活性、强烈性还是持久性，都应该有适度的水平，而且应具有良好的心理承受能力、心理康复能力以及情绪管理能力，能够面对组织及任务的压力而担负起责任

第9章 职业心理健康

续表

标志	具体描述
意志品质	包括良好的自觉性、自制性、坚持性、果断性和敢为性
态度倾向	包括适当的责任感、荣誉感、进取性、利他性
自我意识	能够经常自省，具有与能力相匹配的人生目标，有适当的自信、自我激励以及自我发展的压力与动力
人际关系	对周围的人宽容，能够与各种类型的人和睦相处，与异性正常交往，在与上级打交道的同时保持个性，与家庭成员亲密相处，有自己的亲密朋友，能够在不同场合灵活转换自己所扮演的角色
幸福感	有充实的自我价值感，对职业有兴趣，能体验到激情和享受追求，有不断产生的审美需求和审美能力
企业文化	知晓、肯定并欣赏企业文化，感受自己同企业文化的一致性，并有改进和建设企业文化的强烈愿望

2. 影响职业心理健康的因素

日常生活中可能影响情绪、心理健康的事情很多，家庭成员间的矛盾、身体不适、事情发展不如所愿等诸多因素都会引发负向情绪。在职业环境中，心理健康状态产生波动的原因更为复杂，如图9-1所示为影响职业心理健康的主要因素。

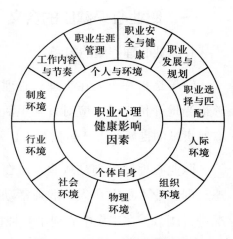

图9-1 职业心理健康影响因素

（1）制度环境。制度环境主要指我国从业人员的就业形势受到相关政策的影响。尤其现在的劳动力市场是灵活的、具有流动性的，从业人员面临各种新的机遇与挑战，择业和心理上都受到一定的影响。

（2）行业环境。行业的发展前景直接影响该行业从业人员的职业心理和行为。行业的优劣势总是随着社会发展而变化，对相关从业人员心理上造成一定的影响。

（3）社会环境。任何一种职业都离不开社会因素的影响。在社会环境中，文化环境和价值观念是影响职业心理健康的重要因素。

（4）物理环境。主要是指从业人员的作业环境，作业环境的特征要与作业人员的生理、心理、能力水平相匹配。比如工作地点是室内还是室外，空气湿度、温度的变化都会对作业人员的心理健康产生影响。

（5）组织环境。组织的构成、性质、特色、人力资源状况、财务、工资、营销、管理情况、发展目标及发展形态等都是影响职业心理健康的因素。

（6）人际环境。人际关系的好坏直接影响职业心理健康。从业人员在工作中很少有单打独斗的情况，处理上下级关系和同事关系是工作中不可避免的部分。

（7）职业选择与匹配。正确合适的职业选择对于一个人的一生非常重要，职业选择应与职业信念、价值观、兴趣、个性、能力相匹配，职业心理健康才能得到保障。

（8）职业发展与规划。职业发展规划是人们在不同阶段的职业期望，主要包括立业阶段、守成阶段、卸任阶段3个阶段，其主要任务是职业适应，影响着从业人员的认知、情感、行为等。

（9）职业安全与健康。从业人员在职业活动过程中可能发生各种伤亡事故，也会有过劳症、职业损伤等生理健康问题，对于职业心理健康也会造成负面影响。

（10）职业生涯管理。个人职业生涯管理是从业人员对自身职业生涯探索、规划、行动以及评价的全过程，是个人建立自我概念和自尊感的主要来源，因此对从业人员的心理健康存在较大影响。

（11）工作内容与节奏。单调重复、不系统或无意义、未熟练掌握工作技巧、工作时长不合理、工作决策参与度低等工作体验都容易造成不健康的职业心理健康状态。

案例剖析

某新入职员工在岗工作不到3个月，经常打电话向同学诉苦，表示自己得不到师傅和组长的重视和关心，总是挨批评、被扣工资等。然而，在学校里她能感到每天学到新东西，有同学和老师照顾，能够充分感受生活的美好。她感觉现在像木偶一样操作机器，枯燥极了，对比之下感到落差很大。因此，该员工总是感到心里很郁闷、烦躁，毫无成就感。

该员工虽然已经工作，但她的职业适应能力差，没有认清自己的角色定位，依然把自己当作学生对待，用学生的眼光看待和要求企业，缺乏自我管理能力，没有真正实现从学生角色到员工角色的转换。新入职的员工应及时调整自己的角色认知，尽快适应新的生活节奏和工作氛围，这样才能有利于培养积极乐观的心态，确保心

第9章 职业心理健康

理健康不受影响。

3.常见心理健康疾病

在很多人看来，情绪压抑、紧张焦虑、悲观都不能算作病症。但实际上，心理不健康也是一种疾病，比如人们最为熟知的抑郁症，就是一种严重的心理疾病。如今，抑郁症已成为人类第二大"健康杀手"，严重影响生命健康。除抑郁症外，职业活动中的众多因素也会导致其他各种心理疾病，见表9-2。

表9-2　常见心理健康疾病

心理疾病	主要症状
抑郁症	情感低落，抑郁悲观。轻者闷闷不乐、无愉快感、兴趣减退，重者痛不欲生、悲观绝望。症状多为早晨重、晚上轻
	患者会出现自我评价降低，常伴有自责自罪，严重者会出现罪恶妄想和疑病妄想，部分患者可能出现幻觉
	对很多事情不感兴趣，没有动力去做一些事情，常独坐一旁，整日卧床，闭门独居、疏远亲友、回避社交
	伴随睡眠障碍、乏力、食欲减退、体重下降、性欲减退等躯体症状
焦虑症	慢性焦虑者会在没有明显诱因的情况下，经常出现与现实情境不符合的过分担心、紧张害怕，并长期处于一种紧张不安、提心吊胆、忧心忡忡的内心体验中，伴随头晕胸闷、呼吸急促、口干舌燥、尿频尿急、出汗、震颤等躯体症状
	急性焦虑者在日常生活和工作中与常人无异，一旦发作则会突然出现极度恐惧的心理，体验到濒死感或失控感，伴随胸闷、心慌、呼吸困难、出汗、难以平静、全身发抖的体验，持续几分钟到数小时
恐惧症	恐惧症是指对某些事物产生十分强烈的恐惧感，包括社交恐惧、旷野恐惧、动物恐惧、疾病恐惧、黑暗恐惧等
神经衰弱	容易感觉乏力和疲惫，注意力难以集中、失眠、记忆力减退，且不论进行体力还是脑力活动，稍久即感觉疲惫
	对如声、光或细微的躯体不适等刺激过度敏感
强迫症	强迫症是以强迫观念和强迫动作为主要表现的一种神经症，其行为一般是为了减轻强迫思维产生的焦虑而不得不采取的行动。患者明知不合理，但不得不做，久而久之，为此耗费大量时间和体力，痛苦不堪
躯体形式障碍	躯体形式障碍是一种以持久的担心或相信各种躯体症状的优势观念为特征的神经症。患者有明显的自主神经兴奋症状，如心悸、出汗、颤抖、脸红等，且伴有一定部位不定时的疼痛、灼烧感等。患者感到痛苦，伴有焦虑或抑郁情绪
创伤后应激障碍	创伤后应激障碍（PTSD）是指个体经历、目睹或遭遇到一个或多个涉及自身或他人的实际死亡，或受到死亡的威胁，或严重的受伤，或躯体完整性受到威胁后，所导致的个体延迟出现和持续存在的精神障碍

二、职业心理健康风险因素

1. 职业压力

职业压力，也称为工作压力，是当个体感到工作要求超出其内外部应对资源时产生的一种适应性反应。它体现了个体与工作环境之间的交互作用，这种作用会引起个体生理、心理和行为上的变化。

压力源是引起压力的刺激、事件或环境，可以是外界的物质环境、个体的内环境，也可以是社会心理环境。主要包括职业压力和生活压力源两个部分，并通过主观感知影响个体身心健康。职业压力源如图9-2所示。

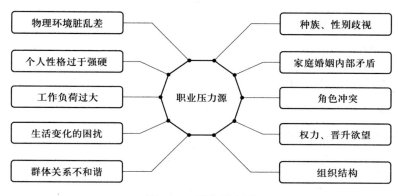

图 9-2　职业压力源

从业人员应对职业压力的方式主要包括：

（1）通过兴趣爱好分散压力。感兴趣的事情往往使人更加专注且心情愉悦，如电影、音乐、游戏、运动等，有利于调节心情。

（2）保持积极心态和信心。工作中遇到困难和挑战，如果保持积极心态并充满信心，困难在坚持下或许会迎刃而解，即使失败了也会得到认可。

（3）处理好家庭关系。家庭美满和睦会成为从业人员在工作中的坚强后盾，使工作更顺心，内心压力易于得到缓解。

（4）调节作息时间。保障充分的睡眠时间，确保有足够的精力工作。

（5）倾诉和宣泄。倾诉是释放压力和获取帮助的良好途径，能获得安慰和鼓励，以及解决问题的策略。例如，可以通过运动、呐喊等方式进行宣泄和自我鼓励。

第9章　职业心理健康

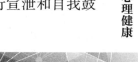

案例剖析

一项基于某市国有商业银行新员工的调查研究显示，导致新员工工作压力的主要原因有：

1. 工作需求和角色认知。新员工不熟悉业务内容，不清楚自身的角色定位和责任分工，往往会感觉手忙脚乱、无所适从。因此，可能会产生自我角色冲突，即处于一个自我混乱的状态中，得不到及时调整可能会对心理健康造成不良影响。

2. 工作中的人际关系。新员工与同事及领导的关系会对工作的顺利开展产生直接的影响。人际关系处理得好，心情也会舒畅。如果群体关系不和谐，会影响到同事之间的共同合作，进而影响工作效率，对新员工造成一定的工作压力，进而影响其心理健康。

3. 个人能力和工作生活变化。个人能力的高低决定了新员工掌握新事物的快慢，传统金融正受互联网金融冲击而面临转型，新员工要快速掌握新的技能、提高工作效率和竞争力。

4. 职业发展和权力、晋升。如果企业提供的培训不能帮助职业成长或职业发展方向模糊，他们会为此苦恼。新员工还会受到老员工的影响，如果大多数老员工在岗位上固定不动，一直得不到晋升的机会，新员工也会为自己的未来感到迷茫，以致动力缺失、压力增大。

5. 自我认识和工作负荷。即新员工如何看待目前的工作以及对待工作压力的态度——将压力视为一种动力还是一种负担。将压力视为动力，能够推动新员工努力奋斗；而将压力视为负担，则会加重新员工的心理负担。如果得不到有效排解，久而久之，则会导致心理成疾。

2. 职业挫折

职业挫折是指在职业活动中，因遇到外界环境中的阻碍或干扰，需求得不到满足、目标未能达到时的情绪状态，是职业生涯中难以避免的一种较普遍的社会心理问题。职业挫折主要与人际关系、人职不匹配、管理制度、劳动强度与环境等相关，主要的预防和应对方式如下所述。

（1）恰当定位职业生涯目标。恰当的职业生涯目标定位能够帮助员工寻找到比较匹配的工作环境，从而减少职业挫折带来的负面情绪。

（2）人际关系协调。通过增强沟通、改变环境、提高人际技巧等方面改善人际关系，为自己建立良好工作氛围。

（3）正确对待职业挫折，坚持原则和价值观，是应对职业挫折的重要手段。

（4）用良好的心理方法进行自我排解。当在工作中遇到挫折时，会产生各种不良情绪，可以通过转移注意力、独处并安静思考、自行宣泄等合理的心理方法及时调节不良情绪。

3. 职业冲突

在职业活动中，冲突的产生是不可避免的，良性冲突可以达到快速交流意见的效果，但是冲突多半都伴随一些过激的情绪和行为，所以应该尽可能避免冲突。

从个体角度考虑，冲突的发生首先会影响个人的形象，同事和领导可能会认为引发冲突者感情用事、情绪不稳定；冲突的产生还会让人容易被情绪主宰，失去对事物的理智掌控；激烈的冲突还会严重影响身心健康。

根据发生的主体不同，职业冲突可以分为 5 种类型，其具体描述见表 9-3。

表9-3　职业冲突的类型

职业冲突	具体描述
个体冲突	通常指个体内心冲突。从业人员在多项工作任务或目标中进行选择的时候，个体的内心冲突就会出现
人际冲突	主要指两个或两个以上人员发生的对抗，通常这种对抗是由性格差异、利益纠纷、理念不同或文化历史造成的分歧等原因引起的
团队冲突	包括"个人—团队"冲突和"团队—团队"冲突两种
组织冲突	组织层面的冲突主要是组织之间为了争夺有限的稀缺资源而产生的冲突，往往表现出极强的排他性、竞争性和对抗性
职场内外冲突	工作是生活的一部分，除了在职场中的角色外，每个人在职场外还有诸多身份。婚姻关系、育儿数量与负荷、家族事务等可能会与职业在时间、精力、压力等维度上产生冲突

4. 职业倦怠

长期的职业压力得不到有效缓解，就比较容易形成慢性的应激过程，长期持续则会导致职业倦怠。职业倦怠是一种心理上的综合病症，包括 3 个方面的表现：

第9章　职业心理健康

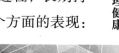

职业健康与卫生 中国特色企业新型学徒制培训教材

心理资源的损耗；从业人员产生对工作的一种消极、冷漠、与工作极度分离的反应；自我效能比较低，缺乏成就感和创造力。

影响职业倦怠的因素是多方面的，最主要的因素如图9-3所示。

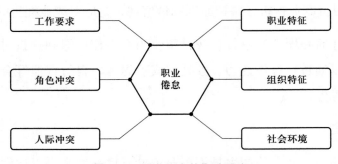

图9-3　职业倦怠的影响因素

（1）工作要求。工作的质量和数量要求高于个体的工作能力时，容易造成职业倦怠。

（2）角色冲突。当从业人员在组织中的角色定位不清晰，甚至成为可有可无的边缘化人物时，容易产生抵触和反抗情绪，进而产生职业倦怠。

（3）人际冲突。不和谐、不友善的人际关系容易让从业人员产生疏离感，进而产生职业倦怠。

（4）职业特征。教师、司法人员、医药工作者、心理健康工作者和社会服务人员等助人服务人员，是所有从业人员中职业倦怠发生率较高的职业群体。

（5）组织特征。组织领导风格、奖惩方式、工作自主性、决策参与机会以及组织中的价值观等变量会对职业倦怠产生影响。

（6）社会环境。技术的进步、知识的更新速度、社会竞争的压力以及经济结构变迁等，都可能带来巨大压力，压力持续就容易导致职业倦怠。

当出现职业倦怠时，可以通过如图9-4所示的几种方法加以处理。

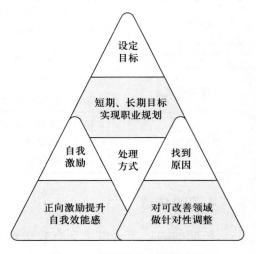

图9-4　职业倦怠的处理方式

148

资料卡片

周一恐惧症是指因为工作压力过大导致厌倦情绪，从而对工作产生疲劳感和恐惧感的一种心理状态。由于休息日放松过度，生物钟颠倒，从而在面临工作时出现精神不振、焦虑紧张等。有人说："我通常是周五最快乐，一到周日下午就变得非常沮丧和懊恼，周日晚上也经常睡不好，有时候还失眠。到了星期一，心情就莫名烦躁，怎么能想出个理由不去上班就好了，即便到了单位也给自己编各种理由不工作，能拖就拖，不能拖也难以用心去做，懒懒散散地熬过周一。"日常工作中应尽可能避免自身出现这种心理状态。

学无止境

职业倦怠自测可根据表9-4中的描述与工作中实际情况的符合程度，选择相应的数字，由"1"到"7"代表符合程度由低到高，数字"1"为"完全不符合"，"7"为"完全符合"。

表9-4 职业倦怠自测表

序号	描述	得分
1	我非常疲倦	
2	我不关心工作对象的内心感受	
3	我能有效地解决工作对象的问题	
4	我担心工作会影响我的情绪	
5	我的工作对象经常抱怨我	
6	我可以通过自己的工作有效影响别人	
7	我常常感到筋疲力尽	
8	我抱着玩世不恭的态度工作	
9	我能创造轻松活泼的工作氛围	
10	一天的工作结束，我感觉到疲劳至极	
11	我经常责备我的工作对象	
12	解决工作对象的问题后，我非常兴奋	
13	最近一段时间我有点抑郁	

第9章 职业心理健康

续表

序号	描述	得分
14	我经常思考关注度的要求	
15	我完成了许多有意义的工作任务	

1—完全不符合；2—不符合；3—有点不符合；4—说不清楚；5—有点符合；6—符合；7—完全符合

计分方式：第1、4、7、10、13题测量情感耗竭，所选数字即为每题得分，临界值为25分；第2、5、8、11、14题测量疏离感，同样，所选数字为每题得分，临界值为11分；第3、6、9、12、15题测量个人成就感，减去所选数字即为每题得分，临界值为16分。总分为每类对应5题得分的总和。

评判标准：一项总分高于临界值可被界定为轻度倦怠者，两项总分高于临界值可被界定为中度倦怠者，三项总分都高于临界值可被界定为高度倦怠者。

即学即用

1. 你所理解的职业心理健康是怎样的？你的工作中影响职业心理健康的因素有哪些？

2. 你在日常工作中有感受到职业压力吗？主要来自哪些方面？

3. 请简要描述职业倦怠的影响因素，你认为自己在日常工作中是否出现过职业倦怠？

4. 假如你在工作中产生了职业压力或职业倦怠，可以采取哪些应对方式？

9.2　职业心理健康促进

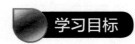学习目标

1. 理解职业心理健康促进的方式和途径。

2. 掌握保持积极的职业心理健康状态的方法，并能在工作中合理调节自我状态、保证心理健康。

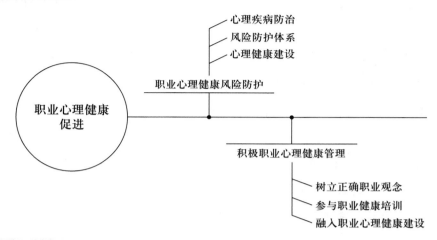

积极向上的工作和生活心态，是对当下和未来抱有的美好希望，是一种踏实肯干的精神，是一种迎难而上的勇气。对于从事职业活动的人员来说，更是如此。在现实生活和工作中，保持一种积极向上的心态，有助于从业人员依靠自己勤劳的双手努力拼搏以迎接美好事业和甜美生活。

在职业活动中，用人单位可采取合理的措施，对其职业环境中存在的职业心理健康风险进行防护，以保障其从业人员的职业心理健康。同时，从业人员也应加强个人在职业活动中的心理健康训练，不断增强自身心理的韧性，确保以一个积极健康的心理状态迎接每一天的工作和生活。

一、职业心理健康风险防护

1. 日常的职业心理健康建设

日常的职业心理健康建设可按照如图 9-5 所示的措施开展。

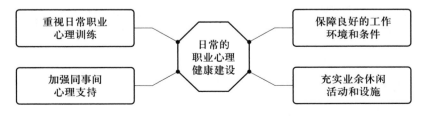

图 9-5　日常的职业心理健康建设

第 9 章　职业心理健康

（1）重视日常职业心理训练。职业压力、职业倦怠都可能源自从业人员对自身工作任务的不适应，通过心理讲座、心理咨询等一些形式的职业心理训练可以帮助其增强对于工作的熟悉感和亲切感。日常的职业心理训练可以很好地帮助其加强对于自己职业的使命感与责任感，正视自己的职业，减少对职业的不适应，并降低职业倦怠或其他心理疾病的风险。

（2）加强同事间心理支持。同事之间对于工作有更多的共同话题，也更容易理解彼此的心理状态和情绪。同事之间的心理支持是帮助从业人员获得健康职业心理状态的关键。同事之间的心理安慰与共鸣，具有自发性、义务性、亲和性、友善性、简便性和有效性。同事之间可以组建心理健康交流社团，以微信群或者茶话会等线上交流、线下聚会的形式交流自己的心中所想，包括对待工作的看法和工作中遇到的问题或者更多生活中的事情。

（3）保障良好的工作环境和条件。工作环境的优劣是影响工作满意度的重要因素，会进一步影响从业人员的职业选择、个人发展、工作态度、工作效率等。优良的工作环境一般体现在物理环境和人文环境两个层面。用人单位也要努力提高从业人员的工作条件，例如劳保用具要做到数量充足、佩戴体验舒适、工作设备人性化等。

（4）充实业余休闲活动和设施。人性化的用人单位往往更重视从业人员在工作之余的休闲生活，适当的休闲活动和集体活动可以优化同事之间的人际关系，也可以帮助从业人员减轻工作压力。充实自己的业余活动、适当的放松有助于更高效地投入工作。

2. 职业心理健康风险防护体系建设

可按照如图 9-6 所示的方式建设职业心理健康风险防护体系。

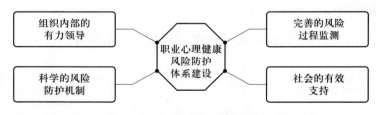

图 9-6　职业心理健康风险防护体系

（1）组织内部的有力领导。用人单位可成立职业心理健康领导小组，对从业人员的心理健康状况负责。领导小组要深入工作一线，倾听员工心声，发现他们的困境和问题，发挥带头作用鼓舞员工积极工作。切实为员工解决实际问题，让其感受到组织的关怀并培养对组织的信任，从而减轻职业心理健康风险。

（2）科学的风险防护机制。一个规范的职业心理健康风险防护体系应该明确组织内人员责任划分情况，对心理健康风险的预警以及处理的规则流程等信息。组织对于从业人员的职业心理健康风险防范工作需要全面化、规范化、系统化。

（3）完善的风险过程监测。职业心理健康问题的出现一般不是一个突然发生的随机事件，心理健康问题的康复也不是一个"药到病除"的极快扭转过程，完善职业心理健康风险过程监测是保障从业人员心理健康风险防护工作的有效基础。建立员工心理健康档案可以帮助用人单位的心理健康风险过程监测系统化、制度化。心理健康档案可以直观反映员工的心理发展变化、心理健康咨询情况、心理测验结果，为组织对其心理健康问题进行干预提供依据。

（4）社会的有效支持。从业人员如果发现自己有职业心理健康问题，除了向所在单位内部管理组织提出自身问题及需求外，还可以通过去医院挂号等方式寻求专业支持。

案例剖析

某大型电力公司以工会相关工作为基础，开展了一系列职工幸福计划活动。

1. 员工心理关怀。通过7×24小时心理热线、心理体检、心理讲座、心理沙龙、心理嘉年华等服务，融合三八节、中秋节等节庆日，以心理融合企业文化，提升职工心能量。

2. 班组赋能减负。打造班组减负心理体系，从心理学角度，以减负班组、赋能班组为目标，打造调研＋团辅的心理体系，从影响班组发展的多个心理维度提供专业的支持。

3. 线上平台打造。打造专属职工的线上心理服务平台，以心理动态、心理咨询、心理测评、心理课程、正念减压等板块建立360°全方位的心理服务。

4. 心理空间建设。依托职工之家，新增"心理魔镜""心理放松椅"等心理健康设备，并联动线上心理平台，实现线下空间的线上体验预约功能，真正实现心理空间的建设和利用。

第9章 职业心理健康

3. 心理健康疾病的预防和治疗

从业人员在长期的工作过程中可采取以下预防措施应对心理疾病。

（1）加强修养，遇事泰然处之。养成乐观、豁达的个性，适当调整自己的生活和工作节奏，主动避免生理变化或周围事件对心理造成的冲击。

（2）合理安排生活，培养多种兴趣。充实的生活可改善人的抑郁情绪，培养多种兴趣可使生活变得丰富多彩，驱散不健康的情绪，增强生命活力。

（3）尽力寻找情绪体验的机会。学会在工作上时常创新，力争上游，做出新成绩，更上一个台阶；学会关心他人，与亲朋、同事同甘共苦、共诉心声；多参加公益活动，乐善好施，助人为乐。

（4）适当变换环境。变换新的环境，接受具有挑战性的工作、生活，可激发潜能与活力，进而变换心境，使自己始终保持健康向上的状态，避免心理失衡。

（5）正确认识自己与社会的关系。根据社会的要求，随时调整自己的意识和行为，使之更符合社会规范。要摆正个人与集体、个人与社会的关系，正确对待个人得失、成功与失败，减少心理失衡。

一旦诊断患有某种心理疾病，可通过心理、药物、物理等方式进行治疗。心理治疗一般有认知行为疗法、叙事疗法、精神动力学治疗相关的技术等，旨在帮助患者改善内心的体验，从而达到治疗的目的。药物治疗主要通过药物改善大脑内神经递质的变化达到治疗效果。物理治疗协助医生进行辅助治疗，包括电休克治疗、多参数生物反馈治疗等。

学无止境

心理疾病就医指南

选择医院： 心理疾病也分急性发作和慢性发作，对于心理类疾病的急性发病，最重要的是争分夺秒地缓解症状，应马上到附近综合医院的精神科或是心理科就诊或到专科医院就诊。

检查内容： 如果是首次就诊，医院通常会进行生理检查，如果已经出现了因为情绪问题引起的生理症状，也会进行有针对性的检查；之后会做相关的心理测评问卷；然后会和精神科医生面谈；最后精神科医生会根据生理检查、测评问卷和面谈结果，进行综合诊断并开药。

描述症状： 根据上面的描述，生理检查只是排除生理上面是否有致病因素，而心理测评问卷的结果可能是不准确的。所以，和医生面谈的这个环节就显得相当重要。因为这是各项检查当中，可以做出正确诊断的最后一个环节。所以，在给医生描述症状的时候，最重要的一点就是少说概括性信息，多描述实际的细节。

二、积极职业心理健康管理

1. 树立正确的职业观念

树立正确的职业观念，是决定人生品质的基础，是职业健康、个人发展的根本。正确的职业观念有助于从业人员以积极的心态处理工作任务，并提高职业心理的韧性；正确积极的职业观念也能够感染身边的同事，营造和谐向上的工作氛围。正确的职业观念如图9-7所示。

（1）个人价值的正确认知。个人价值体现在从业人员能够为用人单位带来什么价值。

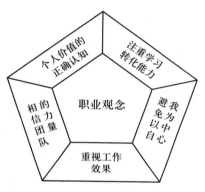

图9-7 正确的职业观念

（2）注重学习转化能力。一个优秀的从业人员，既要做到博学、善学、恒学，更要做到勤练、活用、笃行，要把知识转化为技能、行动、实实在在的成果。

（3）避免以自我为中心。除去自我之外，工作过程中内部有完成工作的领导者、协助者、支持者、配合者、相关者，外部有产品或服务的购买者、消费者、受益者，要善于站在对方的角度去完成工作。

（4）重视工作效果。职场上很多人只强调自己有良好的出发点与愿望，而忽视应该呈现出的结果与效果；或当结果与效果不好时，或因之而受到领导的批评时，往往强调自己有良好的动机而感到委屈、产生抱怨。以上态度和做法都是不正确的，正确的职业观念应当重视工作效果。

（5）相信团队的力量。一个优秀的从业人员，必须实现从个人意识向团队意识的转变。要将个人目标融入团队总目标，要在团队中有自己独特的技能并发挥互补的作用，要有善于与团队成员密切合作、敢于对团队高度负责的优秀品质与精神。

第9章 职业心理健康

2. 参与职业健康教育培训

职业健康教育培训是提高职业健康素养的重要措施。职业健康素养是指从业人员获得职业健康基本知识，践行健康工作方式和生活方式，防范职业病和工作相关疾病发生风险，维护和促进自身健康的意识和能力。

职业健康教育不仅仅是在知识储备层面能够充实从业人员的职业健康素养，与工作实际结合紧密的职业健康教育培训可以帮助从业人员熟悉自己的工作内容和工作环境，从心理上对工作产生熟悉的亲切感和掌控感，减少职业压力和其他职业心理健康风险。

以职业心理健康为主题的教育培训更能体现用人单位的人性化管理与人道主义关怀，良好的心理健康状态会使从业人员受益终生。

案例剖析

某大型 IT 上市公司对其员工进行了心理测试，发现约有 5% 的员工的总体心理健康水平极低，表现在易激动、潜在攻击性强、自我意识过重，部分员工显示出了初步的抑郁特征。因此，该公司开展了针对性心理培训，分别对班组长、管理层、一线员工进行了专题培训。培训内容丰富、形象生动，紧密联系工作和生活，受训员工普遍表现出对训练内容的兴趣。经过一年的培训服务后，该公司员工的心理健康水平明显提高，而且公司的组织氛围也得到了明显改善，员工的流失率同比下降 5%。

这一案例说明了用人单位通过开展积极有效的心理培训，可促进其员工心理健康水平的提升，同时也有利于管理组织和整个单位的发展。如果单位开展的心理培训较少，从业人员便可以自行寻找心理培训，及时解决自己的心理问题，培养积极乐观的工作心态。

3. 融入职业心理健康建设

职业心理健康建设离不开从业人员的积极参与，从业人员在职业心理健康建设工作中既是承担风险的当事人，又是心理健康风险中的重要组成部分。

（1）实际工作中，心理风险源的暴露需要从从业人员的角度去观察，以便用人单位有针对性地认识职业心理健康风险并作出分析，进而切实解决好从业人员真实面临的问题。

（2）从业人员对于工作的需求表达是用人单位职业心理健康保障工作的动力。通过吸取反馈意见，用人单位才能更高效地完成从业人员的心理保健及干预工作，有效保障职业心理风险治理效果，为提升从业人员职业心理健康发力。

（3）职业心理健康积极的从业人员可以作为其他人员的正向激励，促进整个工作氛围的积极健康。同事之间也可以互为对方的"心理医生"，发挥朋辈心理互助作用，润物细无声地化解职业心理健康风险。

案例剖析

应激事件多、职业环境压力大等问题在护士群体中普遍存在，医疗机构可以通过设置职业健康护士岗位，为护士的心理健康保驾护航。我国某院护理部鼓励护士主动参与继续教育，鼓励考取心理咨询师证书，以培养储备职业健康护士，这有助于护士群体的职业心理健康提升。

即学即用

1. 请结合前文内容，简要描述你在日常工作中可采取的职业心理健康风险防护措施。

2. 请结合前文内容，试说明你认为正确的职业观念是什么？

3. 你认为自己所在单位对于员工的职业心理健康重视吗？具体体现在哪里？

4. 假如你在工作中产生了职业心理健康问题，可以怎样解决？

第9章 职业心理健康

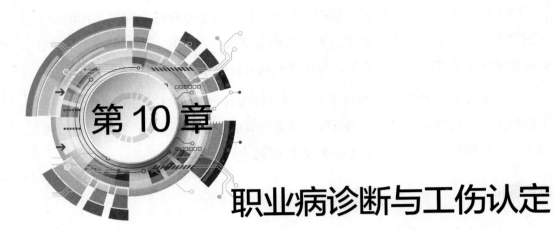

职业病诊断与工伤认定

10.1　职业病诊断与鉴定

学习目标

1. 理解职业病诊断的原则。

2. 掌握职业病诊断相关流程。

3. 掌握职业病鉴定的工作要求。

一目了然

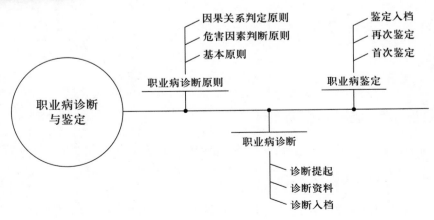

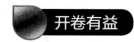
开卷有益

"依法做好职业病诊断鉴定，切实保障劳动者健康权益"，这是在日常工作中每一位从业人员及用人单位都应铭记的箴言。

在我国，职业病诊断与鉴定是一项政策性和科学性都很强的工作，涉及生产管理责任、劳动待遇、职工积极性、劳动能力鉴定及预防措施改进等多种问题，是从业人员获得工伤认定的前提基础。从业人员有必要了解职业病诊断的原则、工作要求，以及职业病鉴定的工作要求，从而在职业活动中有力保障自身的合法权益，获得应有的保障。

职业病诊断旨在保护劳动者的权利，直接关系到患职业病职工的薪资待遇及工伤赔偿等多方面福利问题，应引起各方面重视。

一、职业病诊断的原则

诊断结论是获得工伤认定的前提基础，是工伤职工享受工伤待遇或赔偿的条件。在职业病诊断中，需严格遵循如图 10-1 所示的 3 项原则，以便获得更加科学客观、合法公正的诊断结论。

1. 基本原则

一种疾病可能会由多种病因引起，职业病危害因素只是其中之一。因此，在职业病诊断时，要明确该疾病是否由职业接触引起、是否因接触职业病危害因素所致。职业病应与环境污染或其他非职业性接触因素所引起的疾病鉴别区分。

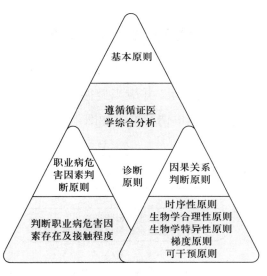

图 10-1　职业病诊断的原则

2. 职业病危害因素判断原则

（1）根据生产工艺、工作场所检测数据等资料，判断工作场所是否存在职业病危害因素，并确定其种类和名称。

（2）应将工作场所职业病危害因素检测结果及其职业接触限值进行比较，并

第10章　职业病诊断与工伤认定

估计相关作业人员接触职业病危害因素的程度。

（3）依据相关作业人员接触职业病危害因素的时间和方式、职业病危害因素的浓（强）度，参考工程防护和个人防护等情况，判断可能的累积接触水平，进而确定能否引起职业病。

3. 因果关系判定原则

（1）职业病一定是发生在接触职业病危害因素之后的，因此需遵循时序性原则，判断待诊断者是否是在接触一定程度的职业病危害因素后才患病。

（2）职业病危害因素在职业病发生上存在一定生物学上的合理性及特异性，即职业病危害因素相关特性可以证实该因素可以导致相关疾病，且能引起特定靶器官病理损害而致病。

（3）职业病危害因素亦遵循梯度原则及可干预原则，即接触的职业危害因素需达到一定水平才可能引起疾病发生。

二、职业病诊断的工作要求

职业病诊断可以在用人单位所在地、本人户籍所在地或经常居住地的职业病诊断机构进行，并应当遵循《职业病诊断与鉴定管理办法》等国家标准文件中所规定的步骤申请开展，如图 10-2 所示。

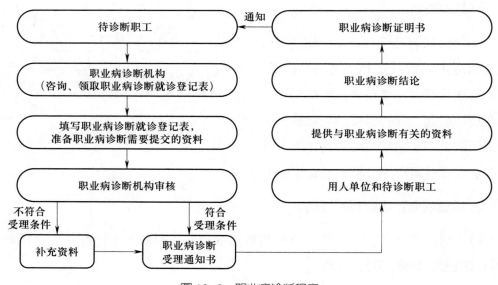

图 10-2　职业病诊断程序

1. 职业病诊断提起

职工依法发起职业病诊断申请，将相关资料交至职业病诊断机构审核。对于一些无力提出职业病诊断的职工，可以由其法定继承人或监护人（子女、父母等）代理，有相关资质的职业病诊断机构不得拒绝申请者提出的职业病诊断要求。

2. 诊断所需资料

职工应当填写《职业病诊断就诊登记表》，并提交表 10-1 所列的资料。

表 10-1　职业病诊断提交资料表

提交主体	资料名称
职工	既往病史
	职业史、职业病危害接触史
	就诊医学检查资料
	与诊断有关的其他资料
用人单位（10 日内）	劳动者职业史和职业病危害接触史（包括在岗时间、工种、岗位、接触的职业病危害因素名称等）
	劳动者职业健康检查结果
	工作场所职业病危害因素检测结果
	职业性放射性疾病诊断还需要个人剂量监测档案等资料

资料卡片

对用人单位提交的资料，职工若对其中职业史、职业病危害接触史、职业病危害因素检测结果等相关资料有异议的，可以依法向用人单位所在地的劳动人事争议仲裁委员会申请仲裁。

如果用人单位解散、破产而无法提供表 10-1 所列资料的，可告知职业病诊断机构，由职业病诊断机构依法提请用人单位所在地卫生健康主管部门进行调查。

对于一些用人单位不提供资料或提供资料不全的，可以将职工的临床表现、辅助检查结果作为依据，职业病诊断机构参考职工自述、工友旁证、卫生健康部门提供的日常监督检查信息等作出结论。

3. 职业病诊断结论与入档

（1）职业病诊断证明书。职业病诊断证明书应当包括：职工、用人单位基本信息；诊断结论，确诊为职业病的，应当载明职业病的名称、程度（期别）、处理意见；诊断时间等。职业病诊断证明书应保证职工、用人单位及其所在地县级卫生健康主管部门、职业病诊断机构各归属 1 份。

职业病诊断结束后，在没有新证据的情况下，职工不能再重复要求进行职业病诊断。只有得到经过初步判断可能变更原职业病诊断结论的新的疾病或职业病危害接触史等证据材料，职业病诊断机构才能做出认定并出具书面意见。

（2）档案的建立。职业病诊断机构根据诊断结论等信息建立职业病诊断档案并永久保存，档案内容主要包括：职业病诊断证明书，职业病诊断记录，用人单位、职工和相关部门、机构提交的有关资料，临床检测与实验室检验等资料。

案例剖析

案例一：某科技公司工程师从业 25 年，主要工作为处理软硬件问题，需长时间使用计算机屏幕等。因视力模糊到医院就医，经检查诊断为双眼视网膜剥离、双眼白内障、左眼视神经萎缩。由于该员工本身有近视，且曾接受过白内障手术，因此经诊断为"非属职业疾病或执行职务所致疾病"。

案例二：某从事有毒有害作业的员工，在结束与用人单位的劳动关系后前往医院检查并发现疑似职业病。随后向单位书面申请延长合同期限至确诊之日，单位同意顺延双方劳动合同至医疗期满日为止，并按病假处理，以当地最低工资标准的 80% 支付病假工资。半年后，该员工经诊断为矽肺三期，认定为工伤，劳动能力鉴定为 3 级伤残。该员工向当地劳动人事争议仲裁委员会申请仲裁，要求支付疑似职业病期间被克扣的工资，得到了法律支持。

当在工作中受到伤害，职工应尽快申请职业病诊断，诊断为职业病后，应积极采取合理方式维护自己的合法权益，保障自身权利不受损害。

三、职业病鉴定的工作要求

在职业病诊断结束之后，职工若对职业病诊断结果存在争议，可发起职业病鉴定申请。由设区的市级、省级卫生健康主管部门依法组织职业病鉴定委员会对职工提出的职业病诊断争议依程序进行鉴定，如图 10-3 所示。

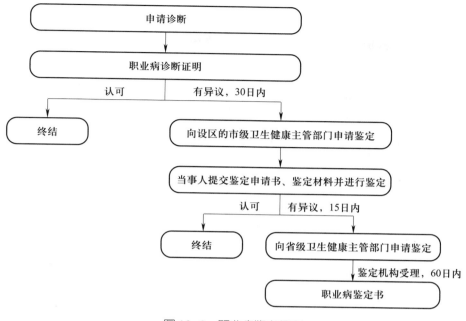

图 10-3　职业病鉴定程序

1. 首次鉴定

（1）鉴定申请。职工在对职业病诊断结果产生异议后，可以在接到诊断证明书30日之内，向作出诊断的职业病诊断机构所在的设区的市级卫生健康主管部门申请首次职业病鉴定，并填写《职业病诊断鉴定申请书》。

（2）资料提交。职工在申请首次职业病鉴定时，需提供职业病鉴定申请书及职业病诊断申请书。接到申请后，职业病鉴定办事机构应当开展资料审核工作（自收到申请材料之日起5个工作日内），对于资料不全的应一次性书面通知职工进行补充。

（3）鉴定结论。职工有权在职业病鉴定期间进行陈述和申辩，以便鉴定委员会合理作出鉴定结论，职工在被告知需要进行医学检查时，需知晓医学检查应在30天之内完成。

职业病鉴定申请书应该在形成鉴定结论后15日内，由职业病鉴定办事机构出具，应包括：职工、用人单位的基本信息及鉴定事由；鉴定结论及其依据，鉴定为职业病的，应当注明职业病名称、程度（期别）；鉴定时间。所需要出具的鉴定书应保证职工、用人单位、所在市级卫生健康主管部门、省级办事机构、原诊断机构、职业病鉴定办事机构各归属1份。

第10章　职业病诊断与工伤认定

2. 再次鉴定

在设区的市级职业病鉴定结论作出后，职工若依旧有异议的，可以在接到鉴定书之日起15日内，向原鉴定组织所在地省级卫生健康主管部门申请再次鉴定，并由省级卫生健康主管部门作出最终鉴定。职工在申请再次鉴定时，应在首次职业病鉴定申请所提交资料的基础上，增加市级职业病鉴定书。

3. 存档及后续工作

待鉴定结束后，职业病鉴定办事机构需对此次职业病鉴定工作进行存档并永久保存，存档应包括职业病鉴定书及职业病鉴定记录等。职业病鉴定记录是指职业病鉴定办事机构如实记录的职业病鉴定过程，记录内容见表10-2。

表10-2 职业病鉴定记录内容

序号	记录内容
1	鉴定委员会的专家组成
2	鉴定时间
3	鉴定所用资料
4	鉴定专家的发言及其鉴定意见
5	表决情况
6	经鉴定专家签字的鉴定结论
7	当事人陈述和申辩记录

资料卡片

依据《职业病诊断与鉴定管理办法》规定，我国在职业病鉴定工作中实行"两级鉴定制"，即：设区的市级职业病诊断鉴定委员会负责职业病诊断争议的首次鉴定；若当事人对设区的市级职业病鉴定结论有异议的，可以在接到诊断鉴定书之日起15日内，向原鉴定组织所在地省级卫生健康主管部门申请再次鉴定，省级鉴定为最终鉴定。

学无止境

职业病鉴定机构主要包括行政管理机构、指定办事机构和职业病鉴定专家库。

1. 行政管理机构

我国职业病鉴定实行两级鉴定制，并由国家卫生健康委负责全国范围内的职业病诊断与鉴定的监督管理，县级以上的地方卫生健康主管部门负责本行政区域内职业病诊断与鉴定的监督管理工作。

2. 指定办事机构

指定办事机构通常由设区的市级及以上地方卫生健康主管部门设立，具体承担职业病鉴定的组织和日常性工作，其主要职责是：接受当事人申请；组织当事人或者接受当事人委托抽取职业病鉴定专家；组织职业病鉴定会议，负责会议记录、职业病鉴定相关文书的收发及其他事务性工作；建立并管理职业病鉴定档案；报告职业病鉴定相关信息；承担卫生健康主管部门委托的有关职业病鉴定的工作。

3. 职业病鉴定专家库

由省级卫生健康主管部门设立，并可根据实际工作需要及时调整。专家库可以按照专业类别进行分组，以取得职业病诊断资格的不同专业类别的医师为主要成员，吸收临床相关学科、职业健康、放射卫生等相关专业的专家组成。劳动者可以从专家库中按专业类别以随机抽取方式确定专家，也可委托职业病鉴定办事机构抽取专家，以组成职业病鉴定委员会。

即学即用

1. 请结合前文内容，试说明职业病诊断原则有哪些。

2. 假如你在工作中需要进行职业病诊断，应按照什么程序进行？

3. 在什么情况下应该进行职业病鉴定？职业病鉴定的程序是怎样的？

10.2　职业病职工工伤认定与待遇

学习目标

1. 掌握职业病工伤职工劳动能力鉴定的工作流程。

2. 了解职工工伤致残等级划分。

3. 掌握工伤保险待遇的特点、项目及申领程序等。

第10章　职业病诊断与工伤认定

4.熟悉工伤保险待遇相关知识。

一目了然

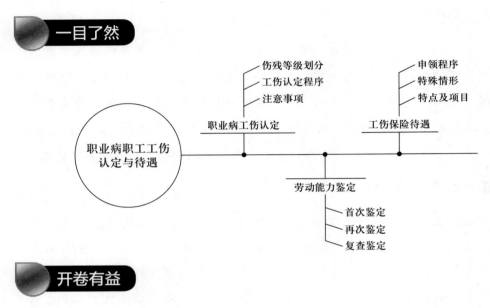

开卷有益

"依法参加工伤保险，保障职工工伤权益。"

现阶段，我国在《社会保险法》《工伤保险条例》及各地实施细则中对职业病工伤认定及待遇作出明确规定，统筹兼顾中央与地方，并随着经济发展和生活水平提高而变化。但依旧存在少数用人单位未依法办事，职工法律意识淡薄，对权益保障认识不到位的情况。

职业病工伤认定与工伤待遇旨在保障劳动者的权益，直接关系到其福利待遇，对维护家庭、企业及社会长治久安具有重要意义。新入职的从业人员应及时认识到这一点，学习了解这部分知识，有助于其在工作中合法维护和保障自身权益，对于个体职业健康的保护尤为重要。

一、职业病工伤认定

工伤认定是劳动行政部门依据法律的授权对职工因事故伤害（或者患职业病）是否属于工伤或者视同工伤给予定性的行政确认行为。

1.职业病工伤认定注意事项

我国在《工伤保险条例》中明确规定，凡是被确定为职业病的劳动者，都应将其认定为工伤。同时，只要曾经有接触职业危害的职业史，即使退休或解除劳动合同，只要没有新的职业危害的再接触史，依然可以申请工伤认定。

需要注意，现阶段随着"办公室一族"的逐渐增多，许多如眼干、脱发、鼠标手、颈肩酸痛等上班族容易患上的"职业病"也是层出不穷。但是，由于这些疾病未被列入工伤职业病门类之中，其是不能被认定为工伤而享受工伤保险待遇的。

职工有下列情形之一的，应当认定为工伤：

（1）在工作时间和工作场所内，因工作原因受到事故伤害的。

（2）工作时间前后在工作场所内，从事与工作有关的预备性或者收尾性工作受到事故伤害的。

（3）在工作时间和工作场所内，因履行工作职责受到暴力等意外伤害的。

（4）患职业病的。

（5）因工外出期间，由于工作原因受到伤害或者发生事故下落不明的。

（6）在上下班途中，受到非本人主要责任的交通事故或者城市轨道交通、客运轮渡、火车事故伤害的。

（7）法律、行政法规规定应当认定为工伤的其他情形。

2. 职业病工伤认定程序

职业病工伤认定的程序如图 10-4 所示，申请认定时需注意的问题主要有以下几点。

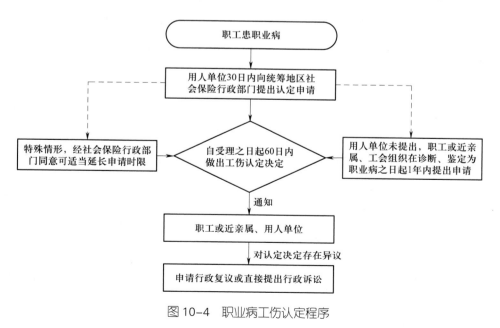

图 10-4　职业病工伤认定程序

第10章　职业病诊断与工伤认定

（1）认定提出。经诊断为患职业病的职工，应由其所在单位提出工伤认定申请；用人单位未提出的，由职工本人或其近亲属、工会组织提出。如果职工申请工伤时有以下几种情形耽误申请时间，应当认为不属于职工或其亲属原因，且被耽误的时间不算在工伤认定申请期限以内。主要包括：不可抗力；人身自由受到限制；属于用人单位原因；社会保险行政部门登记制度不完善；当事人对是否存在劳动关系申请仲裁、提起民事诉讼。若用人单位未在规定时限内提交工伤认定申请，则需承担这期间内发生符合规定的工伤待遇等有关费用。

（2）材料提交。职工在申请工伤认定时应提交以下材料：工伤认定申请表、与用人单位的劳动关系（包括事实劳动关系）证明材料、医疗诊断证明或职业病诊断证明书（或者职业病诊断鉴定书）。若职工提供的材料不完整，社会保险行政部门应当以一次性书面告知职工需要补正的全部材料，职工按照书面告知要求补正材料。

（3）认定决定。社会保险行政部门受理工伤认定申请后，根据审核需要调查核实，用人单位、职工、工会组织、医疗机构以及有关部门应当予以协助。对依法取得职业病诊断证明书或者鉴定书的不再需要调查核实。社会保险行政部门作出工伤认定决定，需出具《认定工伤决定书》或《不予认定工伤决定书》，并书面通知申请工伤认定的职工或其近亲属和该职工所在单位。

（4）救济。特别提醒，行政复议和行政诉讼是可以选择的，这里的行政复议并不是行政诉讼的前置程序。在实际工作中，一些单位为了拖时间通常选择先复议再诉讼，这在一定程度上对职工是不利的，因此职工可以为节省时间选择不复议而直接诉讼。

学无止境

行政复议：指的是公民、法人或者其他的组织对于行政主体作出的某些行政行为不满意，认为行政主体采取的行为对他们的合法权益造成了侵害，依据相关法律向有关的行政复议机关提出复议申请。

行政诉讼：指的是公民、法人或者其他的组织，认为行政机关所采取的某一具体的行政行为对他们的合法权益造成了侵害，根据法律规定依法向人民法院提起诉讼，人民法院则在当事人以及其他诉讼人参与的情况下，对行政主体具体的行政行为进行审查，并依法作出裁决。

二者都是解决行政争议的方式，两者之间既有联系也有区别。一般情况下，行政相对人都会先提出行政复议的申请，对于复议的结果不服的也可以继续提出行政诉讼，但是在特殊的情况下行政相对人也可以直接提起行政诉讼。

案例剖析

某金属制品公司从事成型加工的一名员工，长期接触石英粉尘。解除劳动关系两年后，该员工因身体不适到某职业病防治院住院治疗，并确诊为矽肺三期，随即向当地人力资源社会保障局提出工伤认定申请。当地人力资源社会保障局作出认定工伤决定书，认定了该员工的工伤。该金属制品公司提起行政诉讼，经法院审理后，判决维持工伤认定决定，因该金属制品公司未让该员工参加工伤保险，故由该公司承担工伤保险费用。

案例中的员工在发现自身健康出现问题后，及时进行了工伤认定，并向法院提起诉讼，得到了合理赔偿，维护了自己的合法权益。

二、职业病工伤职工劳动能力鉴定

劳动能力鉴定环节介于工伤认定与工伤待遇领取环节之间，是指劳动功能障碍程度和生活自理障碍程度的等级鉴定。职工在发生工伤、经治疗伤情相对稳定后仍然存在残疾、影响劳动能力的，应当进行劳动能力鉴定。《工伤保险条例》明确规定，劳动能力鉴定分为初次鉴定、再次鉴定及复查鉴定。其中，初次鉴定由设区的市级劳动能力鉴定委员会负责，而再次鉴定由省（自治区、直辖市）劳动能力鉴定委员会负责。劳动能力鉴定通常遵循如图10-5所示的工作程序。

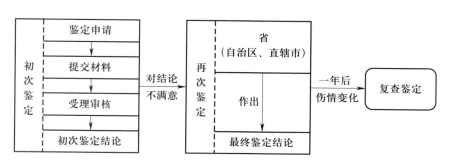

图10-5　劳动能力鉴定程序

1. 鉴定申请

劳动能力鉴定申请应该由用人单位、工伤职工或其近亲属向设区的市级劳动能力鉴定委员会提出，申请时需填写劳动能力鉴定申请表。

2. 提交资料

除劳动能力鉴定申请表之外，职业病工伤职工还应提交以下材料：

（1）工伤认定决定书原件和复印件。

（2）有效的诊断证明、按照医疗机构病历管理有关规定复印或者复制的检查、检验报告等完整病历材料。

（3）居民身份证或者社会保障卡等其他有效身份证明原件和复印件。

3. 受理审核

劳动能力鉴定委员会需要对申请人提交的材料进行审核。对于材料不完整的，申请者应在接到需要补正的全部材料的书面告知后及时补正。

4. 鉴定过程

在进行现场劳动能力鉴定时，应携带相关材料，按照劳动能力鉴定委员会通知的时间、地点参加现场鉴定。对于一些行动不便的职工来说，可以向劳动能力鉴定委员会申请专家上门鉴定。因故不能按时参加鉴定的职工，理应提前告知劳动能力鉴定委员会，经委员会同意后调整鉴定时间。根据我国《工伤职工劳动能力鉴定管理办法》相关规定，如果存在以下情形之一的，应终止当次鉴定：

（1）无正当理由不参加现场鉴定的；

（2）拒不参加劳动能力鉴定委员会安排的检查和诊断的。

5. 鉴定结论

初次申请劳动能力鉴定时，鉴定结论由设区的市级劳动能力鉴定委员会在收到劳动能力鉴定申请之日起 60 天内作出，必要时可以延长 30 天。委员会应及时出具鉴定结论书，并送达申请鉴定的单位和个人。鉴定结论书主要包括以下内容：

（1）工伤职工及其用人单位的基本信息；

（2）伤情介绍，包括伤残部位、器官功能障碍程度、诊断情况等；

（3）鉴定依据；

（4）鉴定结论。

6. 再次鉴定

申请鉴定的个人或者用人单位认为初次鉴定结论不合理的，可以在收到该鉴定结论之日起 15 日内向省（自治区、直辖市）劳动能力鉴定委员会提出再次鉴定申请，由其作出最终结论。

7. 复查鉴定

职业病工伤职工或者其近亲属、所在单位或者经办机构在劳动能力鉴定结论作出之日起一年后，如果认为伤残情况已经发生变化，可以按照初次鉴定规定程序进行劳动能力复查鉴定。

案例剖析

某建筑工人在工地干活时，因墙体倒塌，从搭架上坠落致伤，导致多处骨折，之后被认定为工伤，劳动能力鉴定委员会评定其为六级伤残。两年后，该工人感觉因工伤导致的腿部伤情有所恶化，提交复查鉴定申请。根据鉴定结果，作出新的劳动能力鉴定结论，调整享受相应的工伤保险待遇。所以，在伤情加重的情况下，工伤职工可通过复查鉴定接受新的劳动能力鉴定结果。

三、职工工伤致残等级

职工工伤致残等级是依据工伤致残者在参加伤残等级技术鉴定时的器官损伤、功能障碍及其对医疗与日常生活护理的依赖程度，并适当考虑由于伤残引起的社会心理因素影响，对伤残程度进行的综合判定分级。根据国家相关标准，工伤致残级别划分为 10 个等级，其中第一级为最重，第十级最轻，见表 10-3。

表 10-3 工伤致残等级分级及定级原则

分级	定级原则
一级	器官缺失或功能完全丧失，其他器官不能代偿，存在特殊医疗依赖，或完全或大部分或部分生活自理障碍
二级	器官严重缺损或畸形，有严重功能障碍或并发症，存在特殊医疗依赖，或大部分或部分生活自理障碍

续表

分级	定级原则
三级	器官严重缺损或畸形，有严重功能障碍或并发症，存在特殊医疗依赖，或部分生活自理障碍
四级	器官严重缺损或畸形，有严重功能障碍或并发症，存在特殊医疗依赖，或部分生活自理障碍或无生活自理障碍
五级	器官大部缺损或明显畸形，有较重功能障碍或并发症，存在一般医疗依赖，无生活自理障碍
六级	器官大部缺损或明显畸形，有中等功能障碍或并发症，存在一般医疗依赖，无生活自理障碍
七级	器官大部分缺损或畸形，有轻度功能障碍或并发症，存在一般医疗依赖，无生活自理障碍
八级	器官部分缺损，形态异常，轻度功能障碍，存在一般医疗依赖，无生活自理障碍
九级	器官部分缺损，形态异常，轻度功能障碍，无医疗依赖或者存在一般医疗依赖，无生活自理障碍
十级	器官部分缺损，形态异常，无功能障碍，无医疗依赖或者存在一般医疗依赖，无生活自理障碍

四、工伤保险待遇

1. 工伤保险待遇的特点

工伤保险是指国家通过立法建立的，以社会统筹方式筹集基金，对在工作过程中遭受事故伤害，或因从事有损健康的工作患职业病而丧失劳动能力的劳动者，以及对因工死亡的劳动者遗属提供物质帮助的制度。工伤保险的基本特点及具体描述见表10-4。

表10-4　工伤保险的基本特点及具体描述

基本特点	具体描述
强制性	国家立法强制一定范围内的用人单位、从业人员必须参加工伤保险
非营利性	工伤保险是国家对职工履行的社会责任，也是后者应该享受的基本权利。国家实行工伤保险制度，目的是保障劳动者安全健康。国家提供的所有工伤保险有关的服务，均不以营利为目的
保障性	在认定为工伤后，国家为工伤职工或其近亲属发放工伤保险待遇，保障其生活
互助互济性	通过强制征收保险费建立工伤保险基金，由社会保险机构在人员之间、地区之间、行业之间实行费用再分配和调剂使用

2. 工伤保险待遇项目

工伤保险待遇项目主要包括医疗康复待遇、伤残待遇及因工死亡待遇。

（1）医疗康复待遇。从业人员患职业病需进行治疗的，应当享受医疗康复待遇。在治疗工伤时需在签订服务协议的医疗机构就医，若情况紧急时可以先到就近的医疗机构急救。工伤医疗期间的医疗康复待遇见表 10-5。

表 10-5　工伤保险期间的医疗康复待遇

项目	计发基数及标准	支付方式
医疗费	签订服务协议的医疗机构内符合规定范围内的医疗费	由工伤保险基金支付
康复费	签订服务协议的医疗机构内符合规定范围内的康复费	
辅助器具费	经劳动能力鉴定委员会确认需安装辅助器具的，发生符合支付标准的辅助器具配置费用	
住院伙食补助费	治疗工伤的伙食费用，按当地标准支付	
市外就医交通食宿费	经医疗机构出具证明，报经办机构同意，工伤职工到统筹地区以外就医所需的交通、食宿费用，按当地标准支付	
停工留薪期待遇	停工留薪期间，按原工资福利待遇	由用人单位支付
生活护理待遇	生活不能自理的，可在停工留薪期间接受护理	

（2）伤残待遇。具体各类工伤医疗终结后工伤待遇见表 10-6。

表 10-6　工伤医疗终结后工伤保险待遇

类别	项目	计发基数	计发标准		支付方式
一次性发放待遇	一次性伤残补助金	本人工资	一级	27 个月	由工伤保险基金支付
			二级	25 个月	
			三级	23 个月	
			四级	21 个月	
			五级	18 个月	
			六级	16 个月	
			七级	13 个月	
			八级	11 个月	
			九级	9 个月	
			十级	7 个月	

续表

类别	项目	计发基数	计发标准		支付方式
一次性发放待遇	一次性工伤医疗补助金	按各地具体标准执行	五级至十级	按各地具体标准执行	终结工伤保险关系时由工伤保险基金支付
	一次性伤残就业补助金	按各地具体标准执行	五级至十级	按各地具体标准执行	终结工伤保险关系时由用人单位支付
定期发放待遇	伤残津贴	本人工资	一级	90%	由工伤保险基金按月支付
			二级	85%	
			三级	80%	
			四级	75%	
			五级	70%	由用人单位按月支付
			六级	60%	
	生活护理费	统筹地区上年度职工月平均工资	完全不能自理	50%	由工伤保险基金支付
			大部分不能自理	40%	
			部分不能自理	30%	

（3）因工死亡待遇。职工因工死亡，其近亲属应从工伤保险基金中领取丧葬补助金、供养亲属抚恤金和一次性工亡补助金，具体标准见表10-7。值得注意的是，对于在停工留薪期内因工伤导致死亡的伤残职工，其近亲属可以享受表中全部3项待遇；而一级至四级伤残职工在停工留薪期满后死亡的，其近亲属可以享受丧葬补助金及供养亲属抚恤金2项待遇。

表10-7　因工死亡职工补偿待遇

项目	计发基数	计发标准	支付方式
丧葬补助金	统筹地区上年度职工月平均工资	6个月	由工伤保险基金支付
一次性工亡补助金	上一年度全国城镇居民人均可支配收入	20倍	

续表

项目	计发基数	计发标准		支付方式
供养亲属抚恤金	本人工资	配偶	40%	由基金按月支付，符合工亡职工供养范围条件的亲属可领取
		其他亲属	30%	
		孤寡老人或者孤儿每人每月在上述标准的基础上增加10%，核定的各供养亲属的抚恤金之和不应高于因工死亡职工生前的工资		

资料卡片

工伤保险基金是社会保险基金的一种，由依法参加工伤保险的用人单位缴纳的工伤保险费、工伤保险基金的利息和依法纳入工伤保险基金的其他资金构成。

3. 特殊情形工伤保险待遇规定

（1）被派遣出境工作的工伤保险待遇处理。被派遣出境工作，依据前往国家或者地区的法律应当参加当地工伤保险的，参加当地工伤保险，其境内工伤保险关系中止；不能参加当地工伤保险的，其境内工伤保险关系不中止。

（2）分立、合并、转让及承包经营的用人单位的工伤保险待遇处理。用人单位分立、合并、转让的，承继单位应当承担原用人单位的工伤保险责任；原用人单位已经参加工伤保险的，承继单位应当到当地经办机构办理工伤保险变更登记。用人单位实行承包经营的，工伤保险责任由劳动关系所在单位承担。

（3）被借调期间发生工伤事故的工伤保险待遇处理。被借调期间受到工伤事故伤害的，由原用人单位承担工伤保险责任，但原用人单位与借调单位可以约定具体补偿办法。

（4）企业破产时工伤保险待遇处理。企业破产的，在破产清算时要依法拨付应当由单位支付的工伤保险待遇费用。

（5）职工再次发生工伤的工伤保险待遇。职工再次发生工伤并根据规定应当享受伤残津贴的，按照认定的伤残等级享受伤残津贴待遇。

（6）停止享受工伤保险待遇的情形。停止享受工伤保险待遇的情形有：丧失享受待遇条件的、拒不接受劳动能力鉴定的、拒绝治疗的。

第10章 职业病诊断与工伤认定

4. 工伤保险待遇申领

工伤保险待遇申领流程如图 10-6 所示。

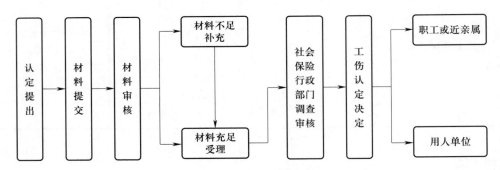

图 10-6　工伤保险待遇申领流程

（1）申请材料。职业病工伤职工向工伤保险基金提出工伤保险待遇领取申请时，应该提交相关材料，见表 10-8。

（2）工伤保险待遇的申领时限。工伤医疗终结或解除劳动关系后，应及时向当地社会保险部门提出申领并办理相关手续。工伤保险待遇发放均有具体的条件和时限要求，按照相关文件执行。

（3）救济途径。对经办机构核定的工伤保险待遇有异议的，可以在收到认定书之日起 60 天内向当地人民政府或上一级主管部门申请行政复议，或在收到决定之日起 6 个月内向人民法院提起行政诉讼。与用人单位发生工伤待遇方面的争议时，需按照处理劳动争议的有关规定，通过自行协商，或申请调解仲裁、起诉等途径解决。

表 10-8　工伤保险待遇申请材料表

项目	提交材料
医疗康复待遇	身份证、社会保障卡及其他有效的身份证明材料复印件
	工伤认定书复印件
	劳动能力鉴定（确认）书
	疾病诊断证明书复印件
	门诊、住院收据（发票）、费用明细清单
	领取相关待遇需提供的其他材料

续表

项目	提交材料
伤残待遇	认定工伤决定书复印件
	身份证、社会保障卡或其他有效身份证明材料复印件
	劳动能力鉴定（确认）书复印件
	领取相关待遇需提供的其他材料
因公死亡待遇 （近亲属领取）	认定工伤决定书复印件
	申领人身份证、社会保障卡复印件或其他有效身份证明材料
	死亡证明书复印件
	申领人、直系亲属的户口本复印件（原件备查），未上户口的，应提供相关证明材料（结婚证、子女出生证等）
	申领人关系证明公证书原件
	申领供养亲属抚恤金的供养亲属，提供主要生活来源证明材料原件
	领取相关待遇需提供的其他资料

案例剖析

某矿一名员工工作多年，被诊断为职业病矽肺二期，经当地社会保险行政部门认定为工伤，当地劳动能力鉴定委员会鉴定为四级伤残。该员工向某社会保险事业管理局申请工伤保险待遇，管理局作出不予支付通知书，理由是用人单位仅缴纳了一年工伤保险费，此后一直欠缴。该员工提出行政诉讼，经过二审决定，撤销管理局作出的不予支付通知书，并责令其于宣判生效后 30 日内就该员工申请的工伤保险待遇依法予以核定。

我国在《工伤保险条例》第六十二条明确规定："依照本条例规定应当参加工伤保险而未参加工伤保险的用人单位职工发生工伤的，由该用人单位按照本条例规定的工伤保险待遇项目和标准支付费用。"若社会保险经办机构不能举证证明职工工伤时用人单位未参加工伤保险，或者虽然已经参加工伤保险，但在用人单位未依法缴纳工伤保险费期间所发生，则其不得以用人单位欠缴工伤保险费为由，拒绝支付工伤保险待遇。

第10章 职业病诊断与工伤认定

即学即用

1. 假如你需要进行职业病工伤认定，请简要描述认定程序和注意事项。

2. 请结合前文内容，谈一谈职业病工伤职工劳动能力鉴定的程序和注意事项。

3. 请结合前文内容，简要描述职工工伤致残等级是如何划分的。

4. 你所工作的单位是否为员工参加了工伤保险并缴纳工伤保险费用？